# Trucos para un maquillaje 10

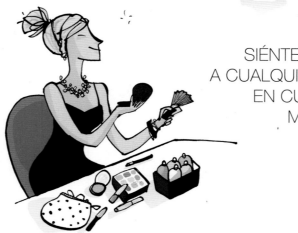

SIÉNTETE BELLA
A CUALQUIER EDAD,
EN CUALQUIER
MOMENTO

Autora: Marta Guillén Muñoz

Coordinación editorial: Rosa Iglesias
Edición: Equipo Rojo de Fassi

Corrección: Sonia Clavería

Ilustración de cubierta: Ximena Maier

Diseño de cubierta y maquetación: D. G. Gallego y Asociados, S. L.


Copyright 2011 por Rojo de Fassi
Avda. Victoria, 70. 28023 Madrid
Teléfono: 91 542 93 52. Fax: 91 542 95 90
www.rojodefassi.com

ISBN: 978-84-938725-1-9
Depósito Legal: M-17838-2011
Impresión: Gráficas Monterreina

# Trucos para un maquillaje 10

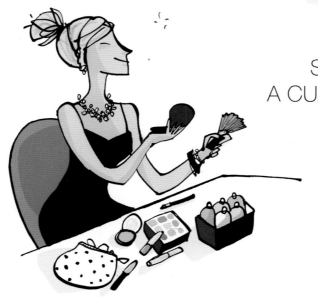

SIÉNTETE BELLA
A CUALQUIER EDAD,
EN CUALQUIER
MOMENTO

rojo de fassi

# Índice

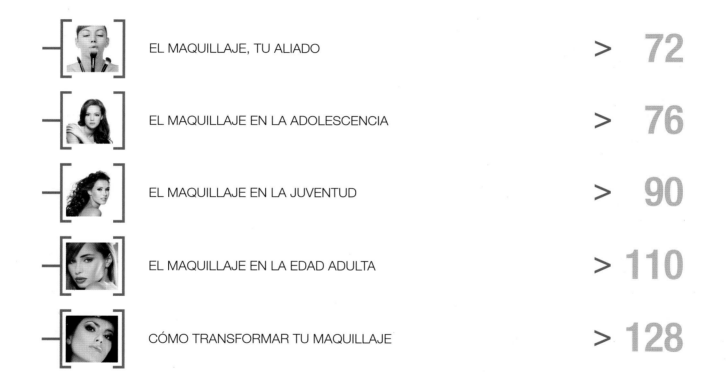

# INFINIDAD
# DE PRODUCTOS

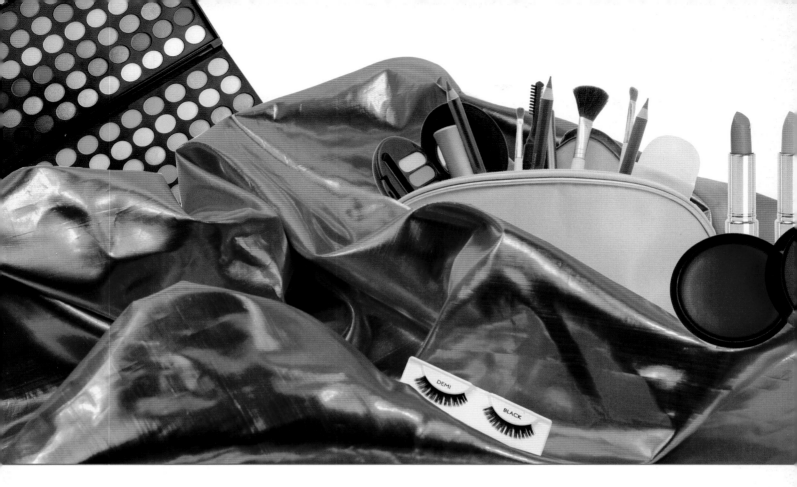

> Hay tantos productos de maquillaje en el mercado que a veces es difícil saber cuál es el que más te conviene. Es fundamental conocerlos si quieres saber para qué se emplean y cómo se aplican.
> Para conseguir el mejor resultado tendrás que elegir los productos de maquillaje que mejor se adapten a tu piel y a la ocasión en la que vayas a lucirlos. Solo así lograrás que el maquillaje sea tu aliado para esconder pequeñas imperfecciones y potenciar tu belleza con naturalidad.

La imagen es el espejo del alma. ¿Cuántas veces hemos pensado «hoy ni siquiera me apetece maquillarme»? Es un error que un estado de ánimo negativo te haga olvidar lo importante que es cuidarse. Si caes en él, entrarás en un círculo vicioso: no cuidarás tu imagen porque no te encuentras bien y, a la vez, puede que te encuentres peor cuando te des cuenta de que ya no ves en ti el atractivo que antes lucías y ahora escondes.

Un maquillaje adecuado a tu tipo de piel y a cada momento te hará sentir bien y confiada.

La correcta aplicación del maquillaje servirá para minimizar pequeñas imperfecciones y aportar a tu rostro un aspecto natural y saludable, que solo conseguirás si no abusas de los productos y eliges los que mejor se adaptan a ti.

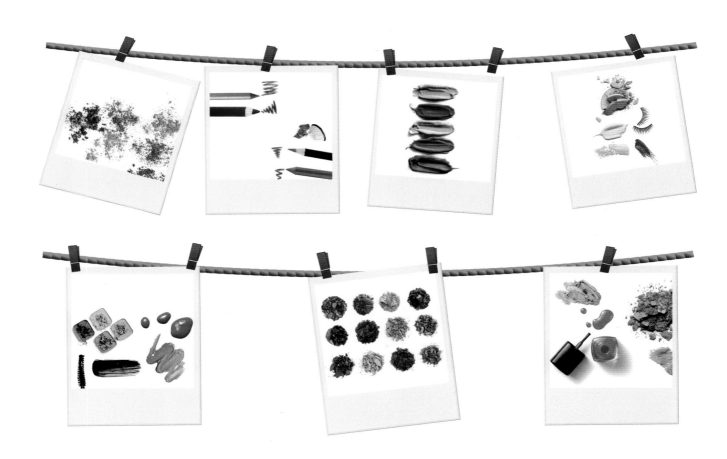

# EL FONDO

# DE MAQUILLAJE

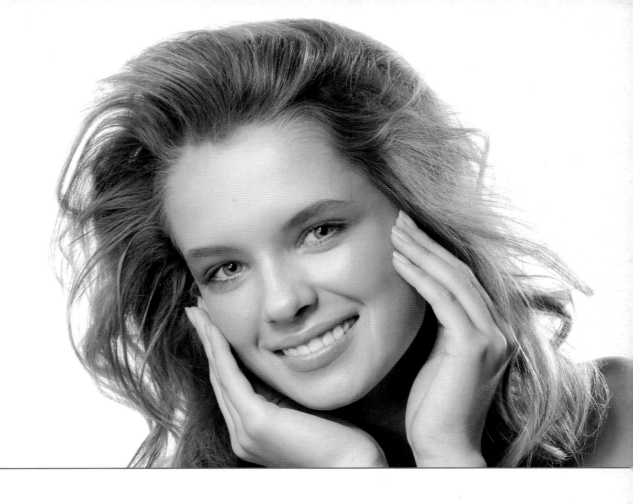

> EL FONDO ES LA BASE DE TODO MAQUILLAJE. SI LO APLICAS BIEN, TU PIEL TENDRÁ UN ASPECTO ESTUPENDO: PODRÁS ELIMINAR PEQUEÑAS MANCHAS Y OTRAS IMPERFECCIONES, E INCLUSO CONSEGUIRÁS UN BRILLO Y UN COLOR SALUDABLES.
> LO DIFÍCIL ES ENCONTRAR EL MÁS ADECUADO. PARA ELEGIR UN FONDO DE MAQUILLAJE TENDRÁS QUE FIJARTE EN EL TONO Y EL TIPO DE PIEL QUE TENGAS. LO IDEAL ES QUE, TRAS SU APLICACIÓN, TU ROSTRO TENGA UNA APARIENCIA NATURAL Y QUE, ADEMÁS, MANTENGA UN ASPECTO IMPECABLE EL MAYOR TIEMPO POSIBLE.

Hay muchos tipos de fondos de maquillaje según la textura y el color
que se desea. Para acertar con el que más te conviene tendrás que considerar
tres aspectos clave: su consistencia, cómo cubre la piel y cómo tienes que aplicarlo.
Pero es cierto que en una misma piel puedes utilizar diferentes fórmulas
y texturas de este cosmético en función del resultado que persigas.

Recuerda que es muy importante que este producto no se note si quieres
conseguir un aspecto perfecto, impecable y, sobre todo, natural.
Un buen fondo de maquillaje te ayudará a disimular las imperfecciones
del rostro y a destacar lo que más te convenga para cada ocasión.

# UNA BUENA BASE

Hay distintos tipos de fondo de maquillaje:

## MAQUILLAJE FLUIDO:

> Es el que más se utiliza porque sirve para la mayoría de los tipos de pieles: los hay hidratantes, nutritivos, libres de componentes grasos, etc.

> Según la marca y su composición los encontrarás más transparentes o más opacos. Su mayor o menor capacidad cubriente depende de las necesidades específicas de cada tipo de piel.

## MAQUILLAJE EN CREMA:

> Se aconseja para pieles secas o normales con tendencia seca. Cubre perfectamente la piel y la deja con un aspecto sedoso y aterciopelado. Si lo aplicas con una esponja humedecida, queda mucho más transparente y el resultado es muy natural.

## MAQUILLAJE LÍQUIDO:

> Se aplica con un aerógrafo.

> Sirve para todo tipo de piel y proporciona un aspecto natural y sin defectos. Podrás regular su capacidad cubriente en función del número de capas que te apliques. Su mayor ventaja es que es muy duradero, por lo que es el preferido en el mundo de las producciones escénicas y audiovisuales.

## CREMA HIDRATANTE CON COLOR:

> Es la base de maquillaje más transparente de todas y la ideal para pieles jóvenes o para llevar un maquillaje muy ligero.

> Con una capa muy fina conseguirás unificar el tono de la piel y un aspecto muy natural. Aunque el color en el envase suele ser intenso, se aclara al extender poca cantidad del producto sobre la piel.

## MAQUILLAJE EN *MOUSSE:*

> Es parecido al maquillaje en crema, pero con una textura más ligera y fina. Se funde muy bien con la piel y muestra un aspecto muy natural.

> Es adecuado para pieles maduras porque no marca las líneas de expresión.

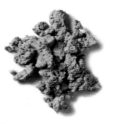

## MAQUILLAJE EN ESPUMA:

> Son fondos muy ligeros y transparentes, casi como las hidratantes con color. Se aplican directamente con los dedos. Son ideales para pieles jóvenes o pieles cuidadas y sin problemas.

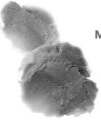

## MAQUILLAJE COMPACTO:

> Es el maquillaje que mejor esconde manchas e imperfecciones por su alta capacidad cubriente. Su textura es muy densa y el resultado muy visible. Se suele presentar en barra o pastilla.

> Se recomienda para pieles secas o normales.

## MAQUILLAJE COMPACTO CON ACABADO POLVO:

> Se aplica de forma rápida y sencilla.

> Funciona mejor sobre pieles grasas ya que el polvo ayuda a disimular los brillos.

## MAQUILLAJE MINERAL:

> Es un maquillaje natural, sin conservantes químicos. Como es ligero puedes aplicarte sucesivas capas con una brocha Kabuki en movimientos circulares.

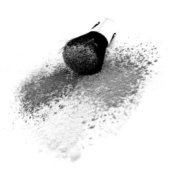

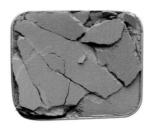

**[para pieles sensibles]**

El maquillaje mineral se recomienda para cualquier tipo de piel, incluso las más sensibles o con problemas, como el acné o la rosácea.

## MAQUILLAJE EN POLVO COMPACTO:

> Podrás aplicarlo tanto en húmedo como en seco. En seco y aplicado con borla cubre más que el polvo suelto; utilizado con brocha, tiene un acabado más transparente; y con esponja humedecida aporta un acabado parecido al del maquillaje fluido.

> No se recomienda para matizar las bases grasas.

## CORRECTORES E ILUMINADORES

También existe una gran variedad
de productos que ayudan a disimular o destacar
algunas partes de tu rostro. Los correctores
e iluminadores se presentan en diferentes
formulaciones y texturas que se seleccionan
en función del acabado que deseas, la zona donde
los apliques y tu tipo de piel.

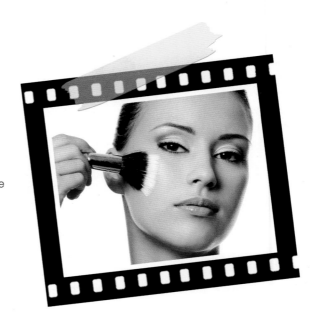

[¿para qué
y dónde lo utilizas?]

El corrector debe ser cremoso e hidratante en la zona
de las ojeras y de textura seca, para adherirse mejor,
si lo aplicas para camuflar granitos.

## camuflando pequeñas imperfecciones

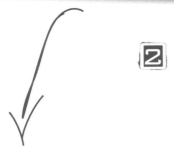

### CORRECTOR EN CREMA:

> Su textura no es tan densa
como la del corrector en barra,
pero cubre las imperfecciones
de forma similar. Es el más utilizado
por los profesionales de la belleza.

> Sirve para todo tipo de correcciones
y, en especial, para el contorno
de los ojos.

### CORRECTOR EN CREMA
*OIL-FREE*:

> Sirve para disimular
las manchas seniles del rostro
más que para tapar las ojeras.
Está indicado para camuflar
pequeñas rojeces o granos,
e incluso cicatrices.

### CORRECTOR EN BARRA:

> Es uno de los más
comercializados. Cubre muy bien
la piel, pero no se difumina
fácilmente con el fondo
de maquillaje.

> Se utiliza para esconder
imperfecciones como granos
o costras. Si lo usas como
corrector de ojeras, asegúrate
de que tiene una textura
muy cremosa para no acentuar
las líneas de expresión.

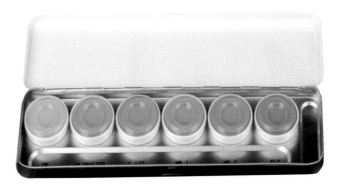

**CORRECTOR FLUIDO-CREMA:**

> Tiene una textura cremosa, que permite que se extienda con facilidad. Se puede usar directamente o mezclado con la base para cubrir mejor las imperfecciones o con un fondo hidratante para obtener una mayor transparencia.

> Es perfecto para que desaparezcan las ojeras.

 **CORRECTOR FLUIDO LÍQUIDO:**

> Casi siempre se presenta con un aplicador, de espuma o pincel.

> Se funde perfectamente con la piel y puede utilizarse sin fondo de maquillaje. Es una buena opción si necesitas realizar algún retoque.

 **CORRECTOR EN LÁPIZ:**

> Es perfecto para disimular pequeñas imperfecciones. Y también sirve para la corrección del contorno labial.

> Si se elige bien el color, se utiliza como un lápiz para escribir: se pinta sobre la zona que se desea corregir sin necesidad de difuminado.

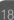

## ¿cómo rectificar el tono de tu piel?

Los correctores de tono sirven para matizar las imperfecciones en la pigmentación de la piel.

Podrás encontrar estos productos en diferentes colores, dependiendo de la tonalidad que desees conseguir: por ejemplo, para compensar una piel amarillenta tendrás que mezclar el fondo de maquillaje con unas gotas de color violeta; en una piel olivácea y apagada, emplearás un corrector rosa.

Según lo que vayas a corregir, tienes que extenderlo por todo el rostro o solo por la zona con problemas.

**CORRECTOR DE TONO FLUIDO:**

> Es algo más líquido que la base de maquillaje fluida. Podrás aplicarlo con una esponja de látex, un pincel de maquillaje, con un aerógrafo o, incluso, con los dedos.

> Se extiende directamente sobre la piel hidratada antes que el fondo de maquillaje o bien mezclados.

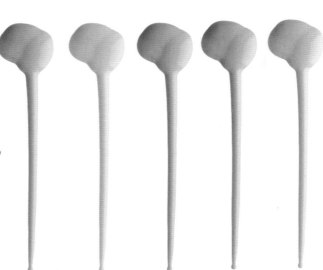

## CORRECTOR DE TONO COMPACTO:

> Es ideal para corregir zonas pequeñas y localizadas como pequeñas rojeces, ojeras, granos o pequeños hematomas, por lo que se aplica generalmente con un pincel.

> Conseguirás el mejor resultado si te lo pones antes que la base de maquillaje, que se extiende después con mucho cuidado.

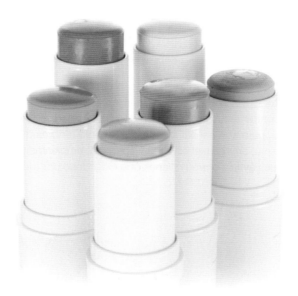

[teoría del color] Si quieres obtener un resultado profesional debes maquillarte teniendo en cuenta que los colores complementarios se neutralizan o anulan. Si conoces estos trucos disimularás con éxito rojeces, ojeras violáceas, pieles cetrinas, etc.

## bases correctoras de tono

**aplicación**

**color del corrector**

**utilidad**

Se puede aplicar en todo el rostro o por zonas.

Blanco o beige claro → Proporciona un fondo uniforme y transparencia y luminosidad a la piel.

Se recomienda tanto para la noche como para el día, para pieles mates o aceitunadas.

Rosa → Unifica los cutis apagados. Proporciona resplandor a las pieles que lo necesitan.

Se aplica con los dedos o con la esponja y posteriormente se difumina hasta que se funda con la piel.

Verde → Disimula las rojeces de las pieles congestivas o con cuperosis, rosácea, etc.

Se debe aplicar una cantidad mínima y extender bien, sobre todo en pómulos y zonas con manchas. Se puede utilizar tanto de día como de noche.

Malva → Ilumina pieles cansadas o muy claras.

Azul → Ilumina e iguala el tono de la piel.

Favorece pieles mates y oscuras si se aplica para lucir un maquillaje de noche.

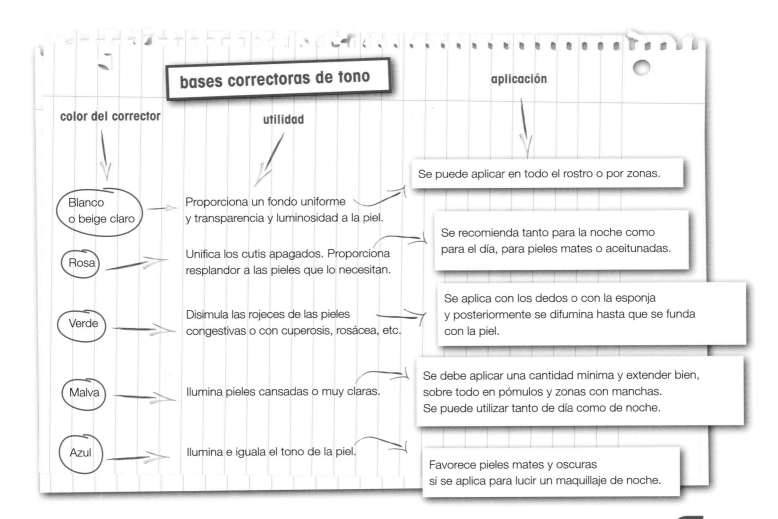

## modelando el rostro

Tu rostro no es plano. La nariz, la frente, incluso el mentón producen luces y sombras. Existe una serie de productos claros y oscuros que sirven para disimularlas y, además, sacar el máximo partido a tu rostro.

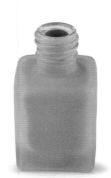

### CORRECTORES COMPACTOS:

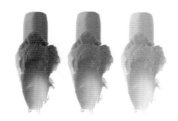

> Son similares a los fondos compactos. Se aplican bajo la base o sobre ella, y hay que matizarlos cuando hayas aplicado todo el fondo.

> Los puedes encontrar en barra o en pastillas, y se utiliza un pincel, una esponja de látex o las propias manos para extenderlo.

### CORRECTORES FLUIDOS:

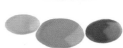

> Se parecen a los maquillajes fluidos y se aplican de la misma manera.

> Un consejo muy útil es que utilices un corrector con la misma textura que el fondo de maquillaje que emplees.

**CORRECTORES EN POLVO COMPACTO:**

> Se utilizan para retoques rápidos con brocha o pincel, según el tamaño de la zona donde los utilices. Duran poco, pero se aplican con rapidez y facilidad.

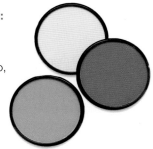

**toques de luz**

Hay productos que reflejan la luz y proporcionan un efecto mágico. Son ideales para el maquillaje nocturno o durante el día para pieles bronceadas.

> Si te aplicas unos toques de luz en las sienes o las zonas superiores del pómulo, destacarás tus ojos.

> No los uses en la parte central del rostro porque pueden producir brillos.

Los colores más frecuentes son el blanco, el dorado y el plata con un efecto más o menos perlado. Los puedes encontrar en polvo suelto, crema, barra, fluido, e incluso gel o polvo compacto.

## POLVOS MATIZADORES O TRANSLÚCIDOS

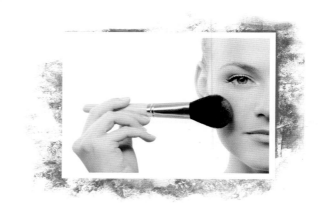

El polvo matiza el maquillaje, hace que dure más tiempo y evita los brillos propios de la piel. Es el último paso de la aplicación de cualquier fondo que no seque por sí solo, aunque si empleas un maquillaje mineral no necesitas rematarlo con este producto. Proporciona al rostro un aspecto aterciopelado, natural y uniforme.

**para una piel sin brillos**

Deben ser semitransparentes para que su aplicación no modifique el tono de color que ya se ha aplicado debajo.

**POLVO TRANSLÚCIDO SUELTO:**

> Fija perfectamente el maquillaje sin alterar el color. Tienes que aplicártelo mediante pequeñas presiones con una borla de terciopelo o un algodón, o bien con una brocha grande.

> Se convierte en la base seca sobre la que se aplican después sombras y lápices.

**POLVO COMPACTO:**

> No son muy habituales. Los profesionales los utilizan para realizar retoques finales y recuperar el aspecto mate y maquillado de la piel sin tener que desmaquillar y volver a empezar el proceso.

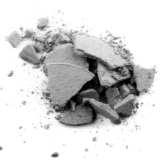

# Recuerda

1. El fondo es la base de todo maquillaje. Su elección depende del tipo y el tono de nuestra piel. Acertarás si el resultado no se nota y permanece perfecto durante mucho tiempo.

2. A tu disposición existe una gran variedad de productos que te ayudarán a disimular las imperfecciones del rostro y a destacar los rasgos que más te convenga.

3. Los correctores de tono matizan las imperfecciones en la pigmentación de la piel. Crean luces y sombras para aportar relieve en la frente, la nariz y el mentón.

4. Con los iluminadores conseguirás destacar tu mirada con un efecto casi mágico.

5. Los polvos translúcidos matizan y fijan el maquillaje y te ayudan a evitar los brillos.

6. Recuerda que la luz natural o artificial también modifica el tono de los colores.

# ¡QUÉ BUEN COLOR!

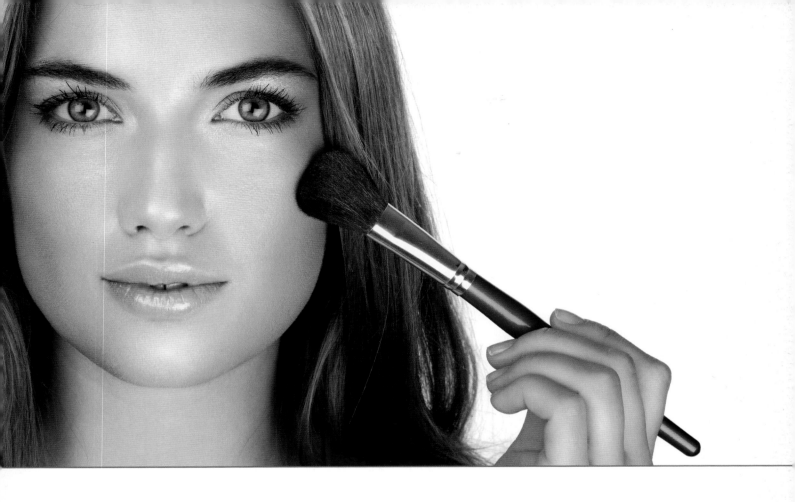

> TENER BUEN COLOR ES FUNDAMENTAL PARA DAR LA SENSACIÓN DE UN ASPECTO SALUDABLE Y NATURAL. UN POCO DE RUBOR EN LAS MEJILLAS POTENCIARÁ LA LUMINOSIDAD Y FRESCURA DE TU PIEL Y UN TONO BRONCEADO TE SERVIRÁ PARA PLANTARLE CARA AL MAL TIEMPO. NO SUBESTIMES LA FUERZA DEL COLOR, TE AYUDARÁ A SUPERAR LOS DÍAS GRISES Y APAGADOS Y CONSEGUIRÁ QUE TE VEAS AÚN MÁS RADIANTE. ¡SIÉNTETE IRRESISTIBLE AL SALIR A LA CALLE!

El colorete consigue dar un aspecto luminoso, jugoso y fresco al rostro. Además unifica las fuerzas de color que representan los ojos y la boca, armonizando el conjunto. Los bronceadores aportan un tono dorado muy atractivo que sirve para lograr un aspecto radiante y saludable.

Pero no te excedas. Deberás aplicar estos productos en su justa medida si no quieres aparentar que vas disfrazada. Un toque ligero de color bastará para endulzar tu rostro y potenciar el aspecto aterciopelado de tu piel.

## un toque de rubor

El colorete rejuvenece y aporta frescura. Además puede conseguir que tu imagen sea más sofisticada. Pero tienes que tener cuidado y no abusar de este producto porque también puede crear el efecto contrario: un aspecto de maquillaje excesivamente recargado y poco natural.

**COLORETE EN POLVO:**

> Es el más frecuente y el más fácil de aplicar.
> Sirve para cualquier tipo de piel pero, sobre todo, es ideal para la piel grasa. Además puedes encontrarlo en una gran variedad de tonalidades diferentes.
> Tienes que aplicártelo sobre el rostro ya matizado.

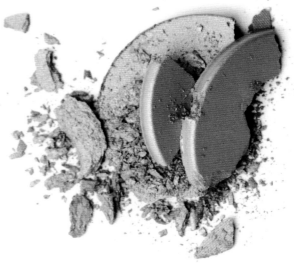

### COLORETE EN CREMA:

> Es una base cremosa con gran cantidad de pigmento de color. Su acabado es fresco y juvenil porque deja un rubor muy similar al natural. Se funde perfectamente con el fondo de maquillaje o incluso directamente sobre la piel hidratada.

> Es ideal para pieles secas y se aplica antes de matizar.

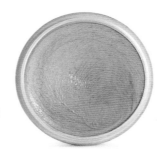

### COLORETE LÍQUIDO:

> Su misión es aportar un toque de rubor, pero sin que se note. Tienes que emplearlo solo o junto con una base muy ligera o una hidratante con color.

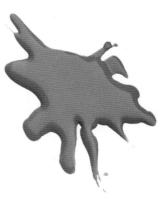

### COLORETE EN GEL:

> Es un gel de base acuosa y con pigmentos coloreados, con un aspecto muy transparente que consigue un aspecto totalmente natural.

> Aplícalo sobre la base de maquillaje, antes de matizarla. Además es perfecto para un toque de rubor sobre la piel sin maquillar, te proporcionará un aspecto con mucha naturalidad.

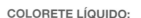

## el mejor tono

**tipo de cutis**

**tonos ideales de colorete**

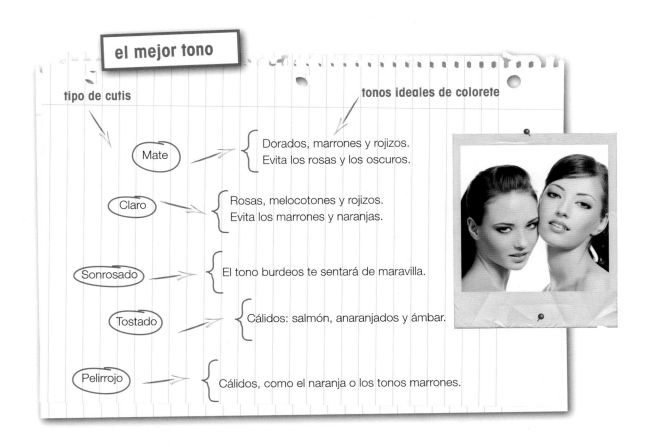

Mate — Dorados, marrones y rojizos.
Evita los rosas y los oscuros.

Claro — Rosas, melocotones y rojizos.
Evita los marrones y naranjas.

Sonrosado — El tono burdeos te sentará de maravilla.

Tostado — Cálidos: salmón, anaranjados y ámbar.

Pelirrojo — Cálidos, como el naranja o los tonos marrones.

## un saludable bronceado

Los cosméticos de maquillaje bronceadores pueden ser mates o irisados. Su objetivo es dar un ligero color tostado a tu rostro y evitar el riesgo que ocasiona el sol.

### BRONCEADOR EN POLVO:

> Es similar al colorete en polvo, y el más popular por su facilidad de aplicación y difuminado.

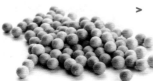

> Lo puedes encontrar en una gran variedad de formas cosméticas: polvo prensado compacto, suelto, perlas...
> Tienes que aplicártelo con una brocha y acentuar las zonas que más se broncean. ¡Cuidado! Si abusas crearás el temido efecto máscara.

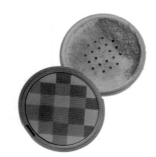

### BRONCEADOR EN CREMA:

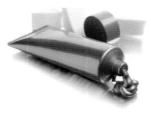

> Actúa igual que un bronceador en polvo y su forma puede ser más cremosa o más compacta.
> Cubre menos que el fondo de maquillaje y puedes usarlos juntos, dando un toque de color a ciertas zonas, o solo, sobre la piel hidratada para conseguir un aspecto radiante sin tener la sensación de que te has maquillado.

### BRONCEADOR EN GEL:

> Es muy transparente y actúa como si fuera un tinte. Pero no tiene la duración de un bronceador sin sol, porque no reacciona con la queratina. Tendrás que extenderlo por todo el rostro con los dedos.

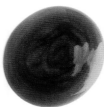

# Recuerda

1. El rubor de las mejillas es un signo de buena salud.
2. No te pases con el colorete. Un toque bastará para que tu aspecto sea fresco y natural.
3. Según sea la fórmula del colorete que elijas (en polvo, crema, gel o líquido), tendrás que aplicarlo antes o después de matizar la base de maquillaje.
4. Elige el color que más va contigo. Podrás encontrar una gran variedad de tonos para resaltar tus mejillas.
5. Un tono bronceado te ayuda a tener buen color durante todas las estaciones del año. Utiliza los distintos bronceadores y ¡no te quemes!
6. Los bronceadores confieren a tu piel un tono tostado muy atractivo, pero, si abusas, crearás el tan temido efecto máscara.

# TUS OJOS, GRANDES CAUTIVADORES

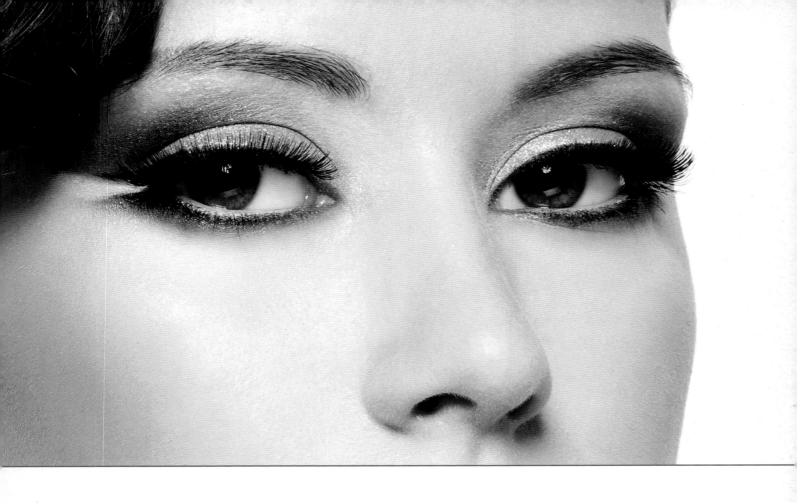

> EL ARTE DEL COLOR Y DEL CONTRASTE ENTRE LUCES Y SOMBRAS ENCUENTRA UN TERRITORIO DE LIBERTAD EN EL MAQUILLAJE DE OJOS. TU MIRADA PUEDE SER MÁS INTENSA O MÁS DULCE. TÚ DECIDES. UN BUEN MAQUILLAJE DE OJOS TAMBIÉN PUEDE HACER QUE TUS OJOS SE VEAN MÁS GRANDES, MÁS ASCENDENTES Y CON UN COLOR MÁS LLAMATIVO. ANÍMATE Y MAQUILLA TUS OJOS PARA QUE HABLEN POR TI.

El maquillaje de ojos se basa fundamentalmente en las sombras y las líneas. Su intensidad y los colores que emplees en su aplicación dependen de cómo sea la forma de tu ojo, la ocasión para la que te maquillas y tus gustos personales.

Tus ojos son la parte del rostro que da más juego a la imaginación a la hora de maquillarte. Además, hay muchos recursos cosméticos que te servirán para resaltarlos. Las pestañas postizas o las lentillas de colores, junto con el maquillaje, son unos buenos aliados para fulminar con la mirada.

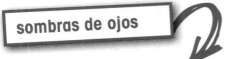

## sombras de ojos

Las puedes encontrar con diversas texturas y acabados:

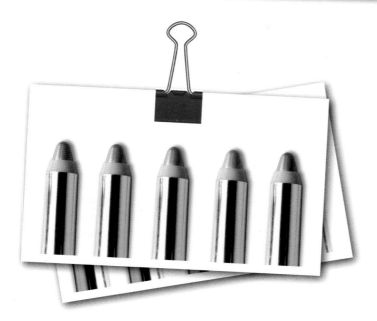

**SOMBRAS EN LÁPIZ:**

> Su formato es muy cómodo para usar en casa: consigue una aplicación precisa y son ideales para las personas que no están acostumbradas a utilizar los pinceles.

> Aplícatelas y después difumina los contornos con el dedo o con un aplicador suave.

## SOMBRAS EN POLVO:

> Las hay en polvo suelto y prensado, aunque este último es más común y sencillo de usar.
Puedes encontrarlas en mate o iridiscente, y con una amplísima selección de tonos.

> Funcionan bien con todos los maquillajes y todos los tipos de piel.

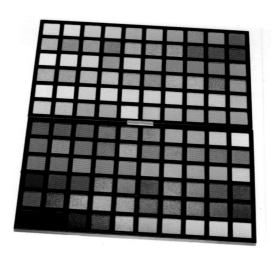

## SOMBRAS EN CREMA:

> También las tienes en una gran variedad de tonos y mates o perladas. Son ideales para maquillarte el párpado difuminado en un solo tono.

> Te aconsejamos las que se secan quedando con textura polvo, porque las grasas pueden acumularse en los pliegues. Si combinas las sombras en crema y las matizas con sombras en polvo, conseguirás una mayor intensidad de color.

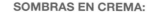

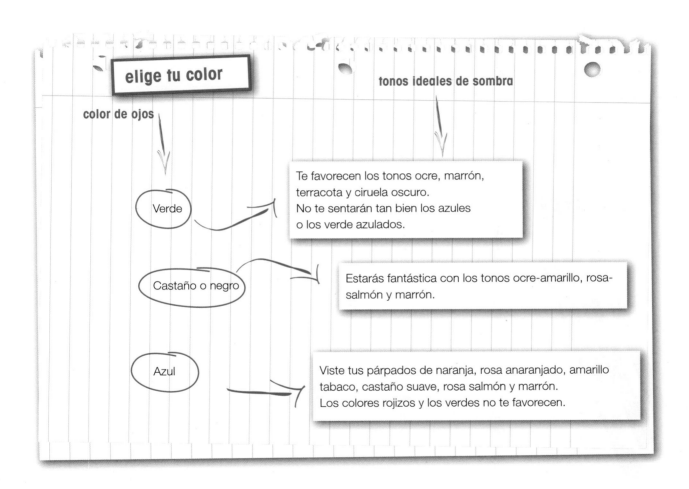

**elige tu color**

tonos ideales de sombra

color de ojos

Verde

Te favorecen los tonos ocre, marrón, terracota y ciruela oscuro.
No te sentarán tan bien los azules o los verde azulados.

Castaño o negro

Estarás fantástica con los tonos ocre-amarillo, rosa-salmón y marrón.

Azul

Viste tus párpados de naranja, rosa anaranjado, amarillo tabaco, castaño suave, rosa salmón y marrón.
Los colores rojizos y los verdes no te favorecen.

## delineadores de ojos

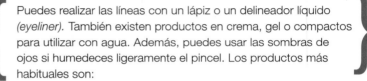

Puedes realizar las líneas con un lápiz o un delineador líquido *(eyeliner)*. También existen productos en crema, gel o compactos para utilizar con agua. Además, puedes usar las sombras de ojos si humedeces ligeramente el pincel. Los productos más habituales son:

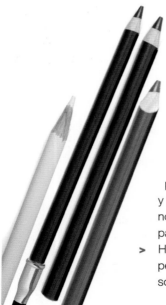

### LÁPICES DE OJOS:

> Tienen la mina blanda y los puedes utilizar para delinear tanto el interior como el exterior de los ojos. Conviene que tengas a mano un sacapuntas específico para productos cosméticos y que lo uses cada vez que te maquilles, no solo por higiene, sino también para facilitar su aplicación.

> Hay una gran gama de colores, pero los que más se utilizan son el negro y el marrón.

## [delineado perfecto]

Los delineadores te ayudarán a dibujar la forma que deseas para tus ojos. La línea trazada dependerá de lo que se quiera corregir o disimular, pero en principio deberá ser bastante fina en el extremo interior del párpado, el más cercano al lagrimal, ensanchándose y levantándose en dirección al extremo exterior para levantar visualmente los ojos.

### DELINEADOR LÍQUIDO:

> Se conoce también como *eyeliner*. Consigue un resultado mucho más intenso que el del lápiz de ojos. Tienes que aplicarlo con un pincel fino o una punta fina de esponja, ya que es líquido.

> Su efecto es muy dramático y definido.

### DELINEADOR EN GEL:

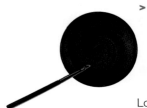

> Se parece al delineador líquido, pero con una textura gel más sólida que facilita su aplicación. Los dos duran bastante, aunque tendrás que esperar un poco a que se sequen. No necesitas matizarlos.

> La ventaja del gel es que puedes difuminarlo con más facilidad que el líquido.

### DELINEADOR EN CREMA:

> Es el que mejor se difumina de los tres, es muy versátil y tiene múltiples aplicaciones.

> Se seca rápidamente, así que si optas por este producto evitarás las manchas que se producen con frecuencia aplicando los otros delineadores.

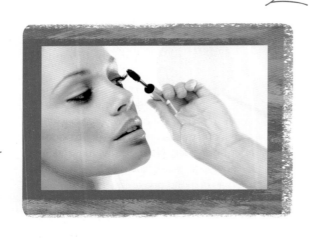

## máscara de pestañas

Nada embellece tanto un ojo como unas largas pestañas. Hay una gran variedad de colores: negro, marrón, violeta, azul... pero los que más se usan son los dos primeros. Los otros se reservan para ocasiones y maquillajes especiales. Puedes encontrarlas en pastilla y en crema, aunque la primera se emplea cada vez menos.

Con las máscaras no solo pretendemos dar color sino también mejorar el aspecto final de la pestaña. Por eso se presentan cuatro fórmulas que suelen aparecer combinadas entre sí, según la marca que elijas:

### MÁSCARAS ALARGADORAS:

> La mayoría incluyen fibras de *nylon* que actúan como extensiones de la pestaña natural.

### MÁSCARAS CON EFECTO VOLUMEN:

> Recubren las pestañas con una capa gruesa. La sensación óptica es que las pestañas son más voluminosas.

### MÁSCARAS DEFINIDORAS:

> Recubren individualmente cada pestaña y las separan. Su resultado es el más natural.

**MÁSCARAS QUE ARQUEAN LAS PESTAÑAS:**

> Contienen ceras que al secarse se encojen y aumentan la curva natural de la pestaña.

> No solo influye su formulación, sino también el cepillo que se utiliza para aplicarla, cuya forma puede ser muy variada (cilíndrico, en hélice, cónico, asimétrico...). La disposición de las cerdas del cepillo también es determinante para conseguir el objetivo que buscas:

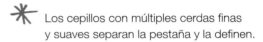

* Los cepillos abombados y alargados en el extremo llegan mejor a las pestañas cortas.

* Los cepillos con múltiples cerdas finas y suaves separan la pestaña y la definen.

* Los cepillos con menos cerdas y más separadas crean un efecto de pestañas postizas.

* Los cepillos también pueden combinar varios tipos de cerdas para, por ejemplo, espesar y separar las pestañas.

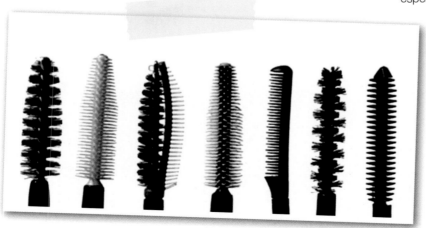

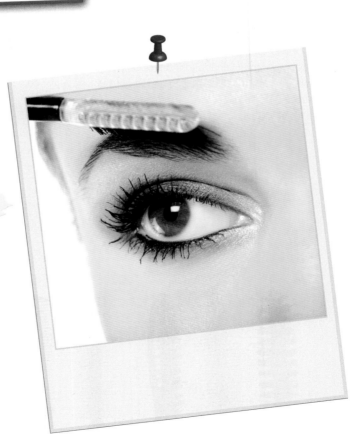

## maquillaje de cejas

Las cejas son el marco natural del ojo, así que no te olvides de ellas cuando te maquilles.
Como mínimo tienes que llevarlas limpias, peinadas con un cepillo especial y fijadas con un fijador específico transparente. Además, puedes maquillarlas para darles forma, densidad y un color ideal.

### LÁPIZ DE CEJAS:

> También se conoce como lápiz *sourcil* (ceja, en francés). Es similar a los lápices de ojos, pero con una mina más dura que le permite adentrarse entre el pelo para realizar un trazo más fino y definido. Tiene que estar siempre bien afilado.

> Si delineas bien el trazo, lograrás simular pelo.

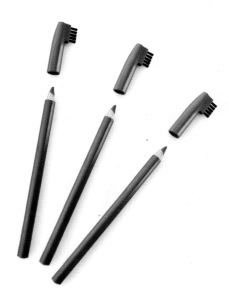

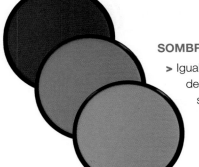

### SOMBRA DE CEJAS EN POLVO:

> Igual que las sombras de ojos, aunque su extensa gama de colores se limita a los que resultan similares al pelo de la ceja. Son totalmente mates.

> Tienes que aplicártela con un pincel pequeño y biselado. El resultado final es muy discreto y natural.

### SOMBRA DE CEJAS EN CREMA:

> Es perfecta si deseas destacar tus cejas otorgándolas un aspecto dramático y muy poco natural.
>> Después de su aplicación, tienes que matizarla con polvos para que dure más.

### GEL FIJADOR DE CEJAS:

> Es parecido a los geles fijadores de cabello: ayuda a desenredar el pelo ensortijado gracias a su cepillo.
> Es perfecto para terminar de peinar y fijar la forma de la ceja. Además te proporcionará un toque de brillo natural. Los más habituales son transparentes, aunque también los hay con pigmentos que permiten aclarar, oscurecer o bien cubrir las posibles canas de tus cejas.

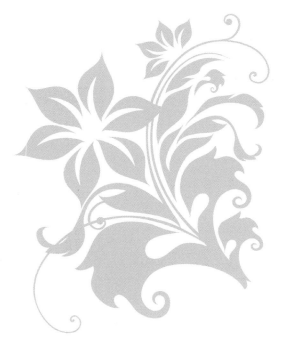

# Recuerda

1. El maquillaje de los ojos es fundamental para potenciar su belleza.
2. Además existen otros productos en el mercado, como las pestañas postizas o las lentillas de colores, que junto con el maquillaje harán que tu mirada llame la atención.
3. Tienes a tu alcance una gran variedad de sombras de colores con distintos acabados y texturas. ¡Aprovéchalas!
4. Realiza las líneas con un lápiz o un delineador líquido y deslumbra más aún con tu mirada.
5. La máscara de pestañas no solo aporta color, sino que también mejora el aspecto general de tus pestañas: las confiere más grosor, las alarga, las curva o las separa.
6. Es fundamental que no descuides el cuidado de tus cejas al maquillarte. Puedes utilizar lápices, sombras o geles para espesarlas con trazos finos, peinarlas, definirlas o darles brillo.

# LABIOS QUE EMBELESAN

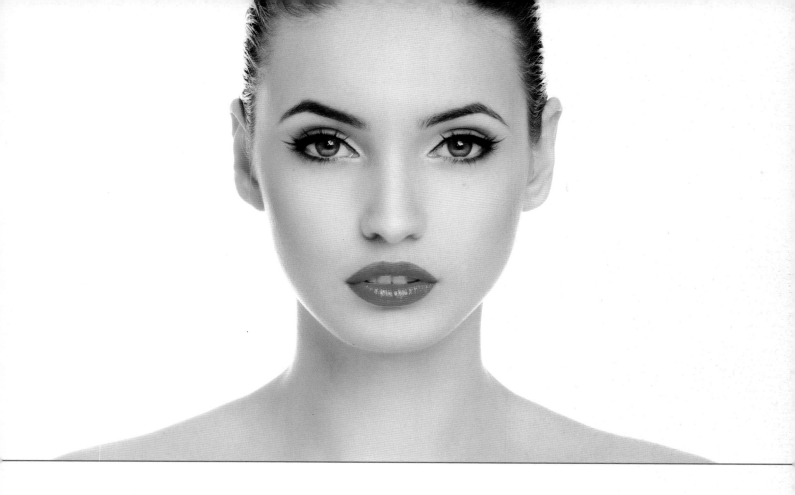

> ¿QUIÉN NO QUIERE TENER UNOS LABIOS IRRESISTIBLES? SON UNO DE LOS FOCOS
DE ATENCIÓN MÁS IMPORTANTES DEL ROSTRO DE UNA MUJER. APROVECHA LA GRAN VARIEDAD
DE PRODUCTOS A TU ALCANCE PARA MAQUILLARLOS Y POTENCIAR AÚN MÁS SU PODER
DE ATRACCIÓN. CARNOSOS, FINOS, ACORAZONADOS O RECTILÍNEOS. UN MAQUILLAJE ADECUADO
LES DARÁ EL TOQUE FEMENINO Y SENSUAL PARA QUE SEAN TREMENDAMENTE SEDUCTORES.
SÁCALES PARTIDO Y SERÁN OBJETO DE INMENSAS TENTACIONES.

Descubre la gran variedad de productos que existen para el maquillaje
de labios y decide entre la multitud de tonos que ofrecen,
la diversidad de texturas y las diferentes formas cosméticas.

Puedes encontrar lápices perfiladores y otros productos labiales
que, aunque comúnmente los conocemos como «barras de labios»,
no siempre tienen esa presentación.

La elección entre los distintos colores y texturas dependerá de si deseas
que tus labios luzcan más voluminosos, tengan un toque de brillo,
sean discretos o muy impactantes.

## lápices de labios

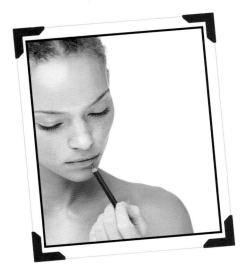

> Es un lápiz de mina blanda y grasa, ideal para definir y/o corregir el contorno labial. Facilita la aplicación del producto labial elegido y evita que este se deslice hacia las arruguillas del contorno del labio.

> Si te lo aplicas en el interior del labio, el color durará más tiempo.

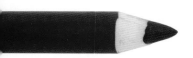

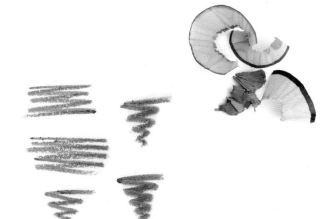

## productos labiales o «barra de labios»

Se utilizan para dar color a los labios y su presentación puede ser en forma de barra, pastilla, gel, etc. La elección de cada fórmula determina su acabado, según el estilo de maquillaje que quieras.

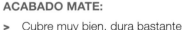

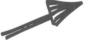

**ACABADO MATE:**

> Cubre muy bien, dura bastante y su acabado es completamente mate. Por su formulación puede resecarte los labios.

> Es ideal para utilizarlo con colores muy oscuros ya que el trazo es más definido y así evitarás que el producto se extienda fuera del contorno. No proporciona luz, juventud ni volumen a los labios, aunque esto puede ser una ventaja si los tuyos son prominentes o demasiado carnosos.

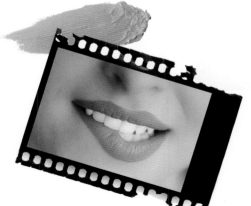

### ACABADO CREMOSO:

> Se parece al acabado mate en cuanto
a su permanencia y duración,
pero contiene más sustancias emolientes
que aportan hidratación a los labios.
Por eso es la fórmula más popular.
> Su aspecto es satinado.

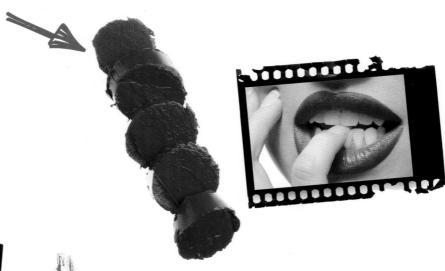

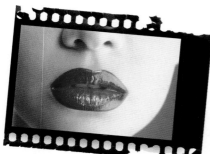

### ACABADO CREMOSO BRILLANTE:

> Tiene una buena cobertura:
no se transparenta y presenta bastante brillo.
Pero tiene una duración media.
> Con este acabado conseguirás aportar
más volumen a tus labios si los tienes finos.

53

## ACABADO BRILLO TIPO *GLOSS*:

> Es magnífico para aportar relieve
> a los labios planos porque refleja la luz.
> Su cobertura varía de media a muy baja.

> Puedes usarlo solo o sobre otros productos
> labiales para aportar un toque de brillo.
> Dura poco sobre los labios.

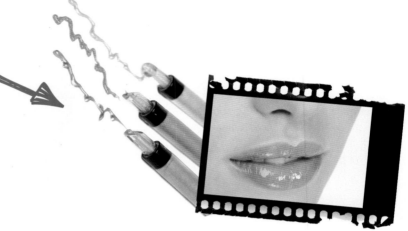

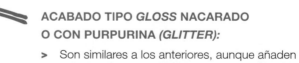

## ACABADO TIPO *GLOSS* NACARADO
## O CON PURPURINA *(GLITTER):*

> Son similares a los anteriores, aunque añaden
> a su composición pequeñas partículas brillantes.

> Los dos tipos *gloss* requieren el mismo cuidado
> en su aplicación: no puedes llevarlos hasta el borde
> del labio, sobre todo en pieles maduras, porque
> se deslizan fácilmente por los surcos de la piel.

## ACABADO CUBRIENTE:

> Su textura cubre el tono natural del labio porque contiene más cantidad de pigmento que el resto. Puedes encontrarlos en tonos muy claros hasta muy oscuros.

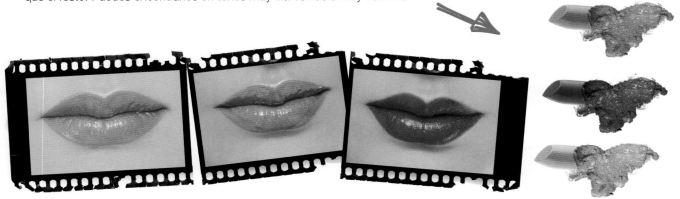

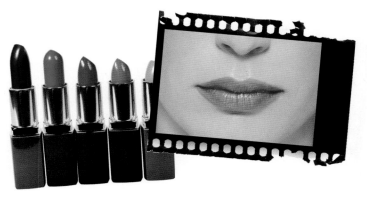

## ACABADO TRANSPARENTE:

> Como su fórmula tiene una menor cantidad de pigmentos deja ver el color de la mucosa labial.
> La gama de tonos es variada: desde los transparentes a los oscuros.

## COMBINACIÓN DE ACABADOS:

> Puedes mezclar o superponer distintos colores y acabados para conseguir un resultado diferente.

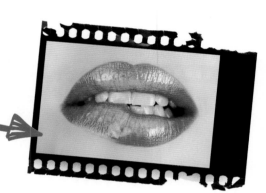

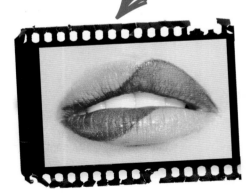

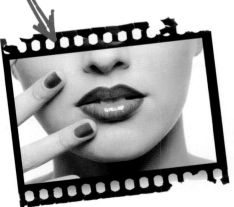

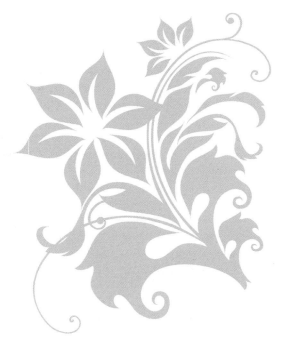

# Recuerda

1. Tus labios pueden ser muy sugerentes si los maquillas bien y consigues que estén en armonía con el resto de tu rostro.
2. Antes de aplicar un producto labial, analiza cómo son tus labios para potenciar o disimular las posibles imperfecciones.
3. No te olvides de perfilarlos primero con un lápiz para que se mantengan perfectos durante más tiempo. Define sus bordes y disimula las asimetría.
4. Elige el tono y la textura que más te favorezcan.
5. Con el color puedes hacer que tus labios parezcan más grandes o más finos.
6. Echa a volar tu imaginación y crea nuevos acabados mezclando texturas y colores.

# ERRORES

# DEL MAQUILLAJE

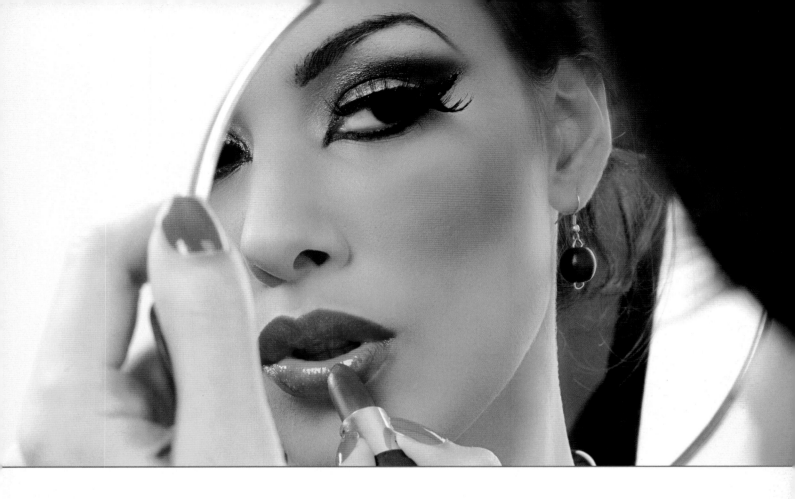

> EL MAQUILLAJE ES UN ARTE. TENDRÁS QUE PONER A PRUEBA TU IMAGINACIÓN Y CREATIVIDAD
SI QUIERES SORPRENDER CON CREACIONES ORIGINALES QUE ATRAIGAN TODAS LAS MIRADAS.
PERO NO VALE TODO. ES PRECISO QUE CONOZCAS Y SIGAS UNOS CONSEJOS BÁSICOS PARA
QUE EL RESULTADO DE TU MAQUILLAJE SIEMPRE SEA ATRACTIVO Y FAVORECEDOR.
SI TE MAQUILLAS SIN ORDEN NI CONCIERTO NO ACERTARÁS NUNCA. PON EN PRÁCTICA
ALGUNOS TRUCOS FÁCILES Y YA VERÁS CÓMO NOTAS LA DIFERENCIA.

ANÍMATE a maquillarte como lo haría un profesional para conseguir un aspecto radiante. La clave está en elegir los productos cosméticos más adecuados a tus necesidades y aprender cómo utilizarlos. El resultado será inmejorable y todos se darán cuenta de tu buen tino con el maquillaje.

Pon atención al resumen que te ofrecemos de lo que nunca, nunca debes hacer cuando te maquilles. Si sigues estos consejos, serás una verdadera experta y podrás aprovechar los cosméticos para potenciar tu belleza natural.

## ERROR 1

### efecto careta

La base tiene que tener el mismo tono
que tu piel o un tono más claro. Si no, no te va
a favorecer y lo único que conseguirás es parecer
mayor de lo que eres y que el maquillaje quede
con imperfecciones.
Trabaja bien la base hasta fundirla con tu piel
para que no se note. Difumínala con especial
cuidado en el borde del mentón para evitar
que se vea la línea de unión entre la zona
no maquillada y la maquillada.

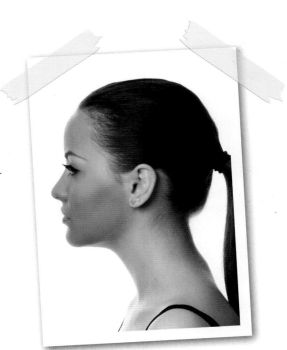

**ERROR 2**

## perfilador visible
perfilador visible

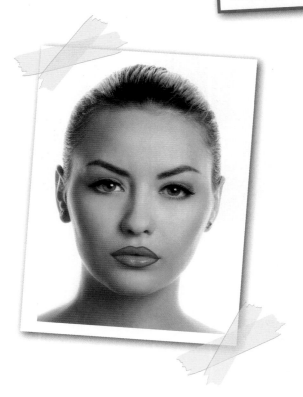

El perfilador de labios debe tener el mismo color que la barra o el propio labio. Si el color es más oscuro que el relleno del labio, resulta muy poco estético y da un aspecto muy artificial.

Si quieres utilizar un tono más oscuro por alguna razón específica, tienes que difuminarlo con un pincel hacia el interior del labio o rellenar el labio con el perfilador y después aplicar el producto labial.

## demasiado colorete

**ERROR 3**

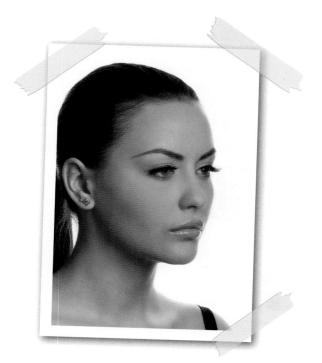

El colorete proporciona buen aspecto al rostro y da la sensación de juventud y frescura pero, si te excedes, el resultado será muy artificial e incluso cómico. El rubor debe estar en armonía con los labios y los ojos, y no debe diferenciarse mucho de los colores naturales de la piel. Recuerda que el tono marrón no favorece a todo el mundo, y es más adecuado para las correcciones bajo el pómulo que como colorete.

# párpado monocolor

El párpado se puede maquillar de multitud
de formas, colores y combinaciones. Siempre
se maquilla en función de cada rostro
y según la ocasión en la que se lucirá.
La técnica del párpado monocolor da buen
resultado en maquillajes de pasarela o fotografía,
o en maquillaje de día cuando te aplicas un tono
muy claro. Sin embargo, llevar un color llamativo
hasta la ceja no se aconseja en ningún
otro maquillaje. Así que ten cuidado y no combines
dos tonos demasiado próximos en intensidad,
como, por ejemplo, un violeta y un violeta medio.

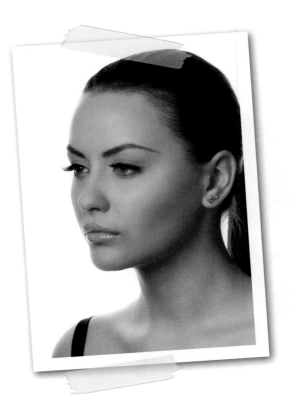

## ERROR 5

# cejas descuidadas

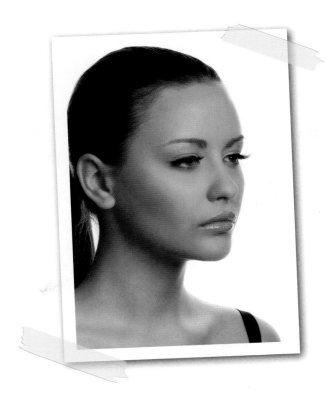

Las cejas son el marco del ojo.
En maquillaje tienen una gran importancia
pues dan expresividad a la mirada.
Si tus cejas están descuidadas (sucias
de base o polvos, despeinadas, sin depilar
y cortas o con calvas), lucirás un maquillaje
de aspecto inacabado. Para evitarlo,
retócatelas con lápiz, sombra de ojos,
máscara de color o transparente.
Todo depende del acabado que quieras
dar a tu maquillaje.
Recuerda que tus cejas forman
un conjunto con el resto de los rasgos
de tu rostro. Si las cuidas, el resultado final
del maquillaje será perfecto.

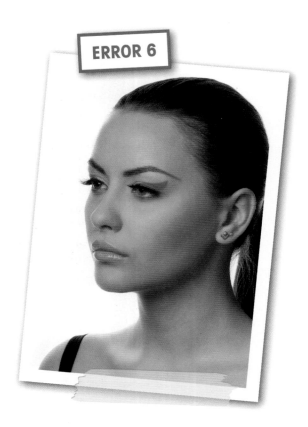

## ERROR 6

## «banana» en pico

«banana» en pico

La técnica de maquillaje que oscurece la zona del pliegue del párpado móvil con el párpado superior se conoce como «banana». Es la que más se utiliza porque favorece a la mayoría de las mujeres. Pero nunca se puede realizar en todos los casos igual: tienes que adaptarla a la forma de tu ojo y al conjunto de tu rostro. Evita las «bananas» que crean ángulos y picos exagerados. No solo no resultan favorecedoras, sino que casi siempre potencian los rasgos menos atractivos.

## ERROR 7

## ojeras visibles

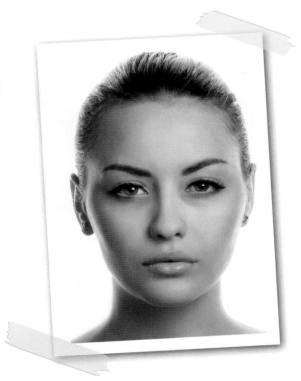

Un maquillaje sin una corrección de ojeras adecuada queda triste y gris. Además es muy probable que los colores de la sombra se fundan con los de la ojera y la intensifiquen.

La ojera requiere una técnica de trabajo muy precisa.

Por eso, tienes que fijarte en las características de tu piel y su color para elegir el corrector más adecuado.

Como existen diversas texturas, colores y capacidades cubrientes, aplícate el que más te convenga para hacer que desaparezcan esas terribles ojeras.

## ERROR 8

# pestañas con grumos

La máscara de pestañas puedes aplicártela más ligera o más espesa según lo que pretendas, pero no hay excusa para los grumos.
Unas pestañas apelmazadas y manchadas de grumos dan la impresión de que no te has desmaquillado. El aspecto de tu ojo será pesado y descuidado, y deslucirá tu mirada. Si después de ponerte la máscara observas grumos, peina tus pestañas con un peine específico para separarlas y eliminarlos.

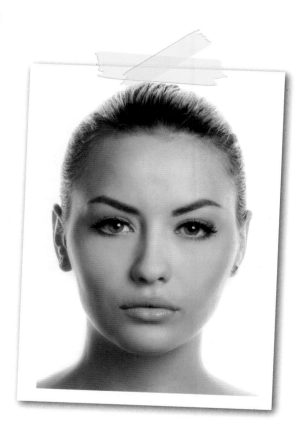

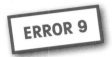

## ERROR 9

# obviar la luz

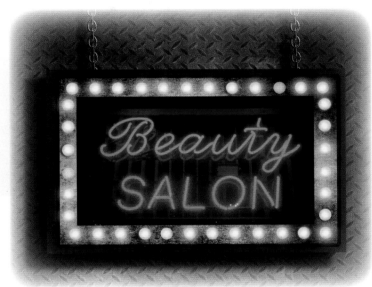

Un maquillaje ha de estar perfecto en todo
momento. Cuando elijas los productos
cosméticos, no solo tienes que tener
en cuenta las características de tu rostro.
También debes saber que la luz bajo
la que vas a lucir tu maquillaje influye
en su resultado final, pues los tonos
y las texturas variarán en función de cómo sea.
La iluminación natural o artificial produce
grandes cambios en los colores y, por tanto,
en las luces y las sombras propias
de tu rostro y de los productos con los que te maquilles.
Si aumenta la intensidad de la luz, los tonos se aclaran;
si disminuye, se oscurecen.
Durante el día es preferible que emplees maquillajes más naturales. Recuerda
que la luz solar muestra al detalle todos los productos, colores y trucos que hayas
realizado al maquillarte. Si sales de noche, podrás usar productos más densos y marcar
más los rasgos para que se observen nítidos bajo la luz eléctrica.

La luz de la mañana muestra más los defectos del maquillaje porque destaca los colores y sus texturas.

 La luz del mediodía apenas cambia los colores.

 La luz del atardecer es muy favorecedora y disimula muchos defectos.

 Además también influye la luz del invierno o de los días lluviosos, que empalidece los rostros, mientras que la de verano o la de los días soleados, los ilumina.

 Durante la noche, los cosméticos que utilices tienen que ser más densos, para que todos los rasgos se vean nítidos bajo la luz eléctrica. En función del tipo de luz artificial, también se modifican los tonos y las texturas que hayas utilizado.

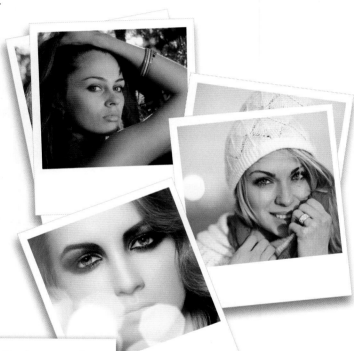

**¡Ten en cuenta estos consejos la próxima vez que te maquilles!**

# Recuerda

1. Para maquillarte tienes que hacer volar tu imaginación, pero también debes conocer algunas técnicas básicas para aplicar los distintos productos cosméticos.

2. Evita siempre el efecto careta con un fondo de maquillaje similar a tu tono de piel. Y procura que no se note la línea que separa la zona maquillada de tu rostro de la que no lo está.

3. Elige un perfilador parecido al color del relleno labial para conseguir un aspecto natural.

4. El colorete aporta a tu rostro frescura y juventud. Pero no abuses si no quieres conseguir un resultado demasiado artificial.

5. Busca tonos de sombra con cierto contraste para maquillarte el párpado y huye del monocolor en tonos intensos, que no favorece nada.

6. No olvides limpiar, depilar, peinar y fijar tus cejas. Si no las cuidas tu maquillaje parecerá inacabado.

7. Cuando emplees la sombra de ojos, procura marcar la «banana» de forma natural, respetando la forma del párpado para no crear ángulos demasiado artificiales.

8. Esconde tus ojeras con un buen corrector. Elige el que más te convenga en función de las características de tu piel.

9. Una buena máscara de pestañas te ayudará a conseguir una mirada radiante. Para que te queden sin grumos, solo tienes que peinártelas.

# EL MAQUILLAJE, TU ALIADO

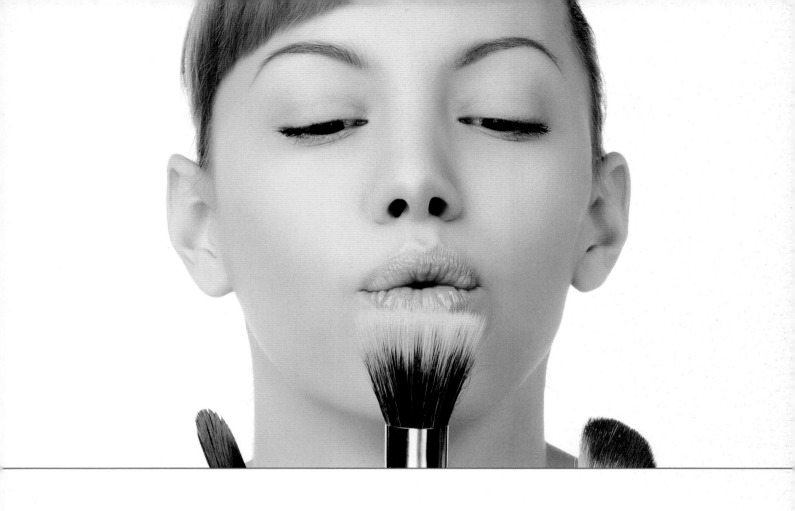

> LA BELLEZA NO TIENE EDAD, PERO A LA HORA DE MAQUILLARTE TENDRÁS QUE ELEGIR LOS TONOS ADECUADOS Y APLICAR LAS DOSIS CORRECTAS PARA POTENCIAR LO MEJOR DE TU ROSTRO Y DISIMULAR SUS IMPERFECCIONES SEGÚN TU EDAD. CON LOS TRUCOS QUE HAS APRENDIDO HASTA AHORA CONSEGUIRÁS LOS MEJORES RESULTADOS. DESLUMBRARÁS CON UN ASPECTO FORMIDABLE Y ESTARÁS PERFECTA EN CADA MOMENTO.

EL tiempo no pasa en balde: la piel y el aspecto de una persona varían
con los años. El maquillaje debe adaptarse a cada circunstancia y convertirse así
en tu aliado para que siempre te sientas, y te vean, atractiva y bella.

Con el maquillaje podrás modificar los tonos de tu piel y cambiar
las perspectivas del rostro a través del color. Con su ayuda, cualquier rostro,
independientemente de sus características o de los años que esconda,
puede irradiar belleza.

Conocer algunos consejos básicos para su aplicación es la clave
para que todos los productos de maquillaje estén de tu parte y te ayuden,
cada día y en cada etapa de tu vida, a potenciar tu belleza natural.

Toma nota en los siguientes capítulos de qué pasos seguiría un maquillador
profesional para sacar el máximo partido a un rostro adolescente,
juvenil o de una mujer adulta.

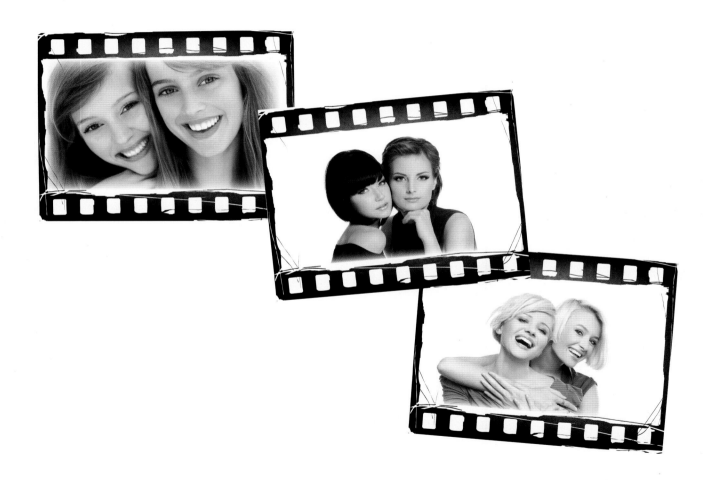

# EL MAQUILLAJE EN LA ADOLESCENCIA

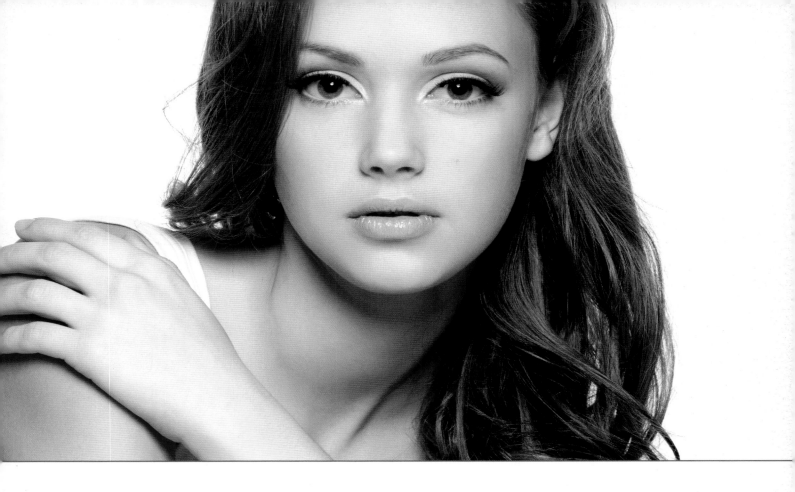

> LAS MÁS JÓVENES SOLÉIS BUSCAR UNA IMAGEN QUE OS HAGA SENTIR ESPECIALES. PROBÁIS DISTINTAS TENDENCIAS, AUNQUE NO SIEMPRE ACERTÁIS. NO EXAGERÉIS EL USO DE MAQUILLAJE CON LA INTENCIÓN DE PARECER MAYORES, NO RESULTA NADA FAVORECEDOR.
OS VA MUCHO MÁS UN MAQUILLAJE DISCRETO Y NATURAL. LA PIEL A VUESTRA EDAD SUELE SER CASI PERFECTA, ¿PARA QUÉ ESCONDERLA BAJO CAPAS Y CAPAS DE MAQUILLAJE?

Os aconsejamos texturas suaves y poco cubrientes. Si queréis esconder el acné, entonces podéis aplicaros un maquillaje de base con cobertura media para unificar el tono de la piel. No lo utilicéis durante el día y buscad como alternativa una crema hidratante con color. A veces los polvos matizadores os vienen genial como sustitutos del fondo de maquillaje.

Tened en cuenta que los colores fuertes y dramáticos no os favorecen. Acertaréis seguro si os maquilláis los ojos con el mismo colorete, dais un toque de brillo a vuestros labios, un poco de rubor a las mejillas y utilizáis una máscara transparente o marrón. Con estos pasos tan sencillos os sentiréis atractivas y muy naturales.

## PASOS PARA MAQUILLARTE

### PASO 1

#### FONDO DE MAQUILLAJE

Si tu piel es fina y no tiene imperfecciones, utiliza una base hidratante con color como fondo de maquillaje. Su textura es ligera y poco cubriente. Aplícatela con las manos como si fuera una crema hidratante.

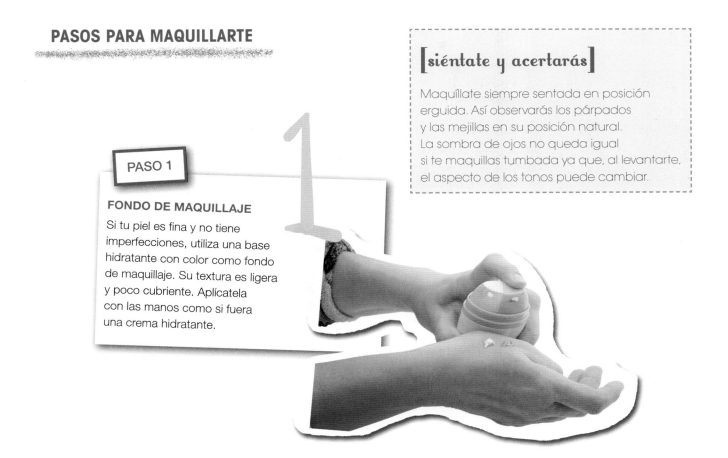

## 2

### CORRECTORES

Con un corrector fluido un tono más claro que tu piel, camuflarás las ojeras y dotarás de un punto de luz a tus ojos.

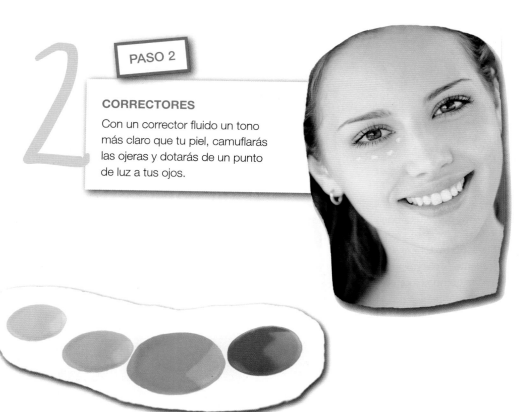

**PASO 3**

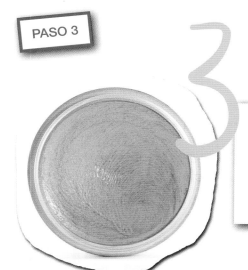

### COLORETE

El colorete en crema es más transparente, a tu edad se verá más natural que si lo eliges en otras texturas. Aplícatelo con los dedos y fúndelo bien con el fondo de maquillaje. Póntelo sobre las mejillas a modo de rubor.

**[1 producto, 3 aplicaciones]**

En un maquillaje de día sencillo y rápido, puedes utilizar un ligero toque sobre los párpados con el mismo producto que has utilizado para las mejillas. Resulta muy favorecedor. Si la textura es cremosa, incluso puedes utilizarlo para dar color a tus labios.

**4**

PASO 4

### POLVOS TRANSLÚCIDOS

Los polvos translúcidos matizan y fijan el maquillaje. Aplícatelos en la zona central porque es en la que se producen más brillos.

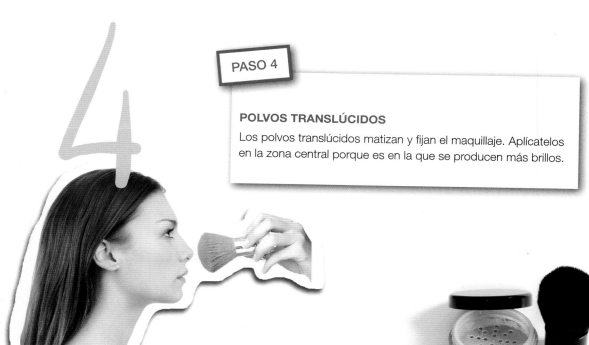

**[un acabado idóneo]** En una piel joven y con pocas imperfecciones, los polvos translúcidos aplicados directamente sobre la piel hidratada pueden sustituir al fondo de maquillaje y dan un acabado muy natural.

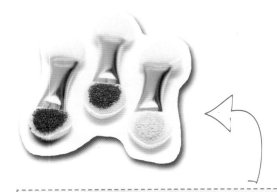

## PASO 5

### SOMBRAS

En el maquillaje de ojos aplica un punto de luz bajo la ceja con una sombra en polvo muy clara. Después extiéndela por el párpado para unificar los tonos.

**[lo barato sale caro]** Utiliza herramientas y productos de calidad para conseguir un buen resultado, es esencial. Si las brochas y los pinceles son de mala calidad, no recogerán el producto necesario y no lo depositarán correctamente. Además, los productos de baja calidad suelen tener poca pigmentación y ofrecen un resultado pobre y poco cubriente.

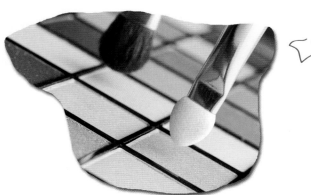

**6**

PASO 6

### LÍNEAS

Para dar más fuerza a tu mirada dibuja
una línea sobre el borde de las pestañas
y fúndela con tu piel difuminándola.

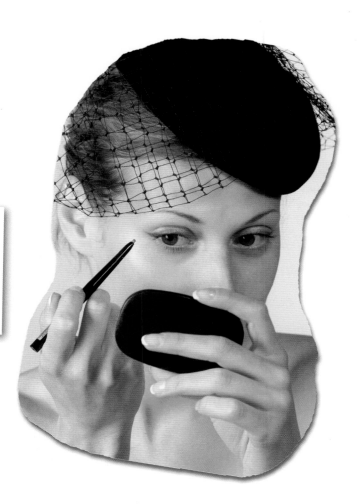

**PASO 7**

7

### SIMETRÍA

No te olvides de comprobar la simetría y el aspecto general de tu rostro mientras te estás maquillando. La armonía del conjunto es el secreto para un acierto seguro.

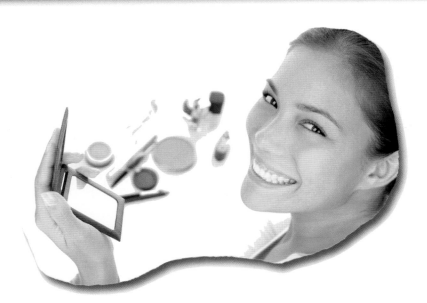

## [cómo limpiar y fijar tus cejas]

Antes de maquillarte las cejas, es primordial que las limpies de posibles restos de polvo o maquillaje. Lo conseguirás si las peinas con un cepillo de cejas en sentido contrario al pelo tantas veces como sea necesario. Si no es suficiente, utiliza un bastoncillo de algodón. Después de maquillártelas, puedes emplear un fijador para evitar el movimiento del pelo y aportarle un toque de brillo natural. Utiliza máscara de pestañas transparente o un fijador especial. Como último recurso, si no tienes estos dos productos, emplea laca pulverizada sobre el cepillo de cejas.

8

**PASO 8**

### CEJAS

El cuidado de las cejas es fundamental. No te olvides de que estén depiladas y bien peinadas. Si lo necesitas, porque están poco pobladas o porque te pasaste con la depilación, maquíllatelas con sombra; si tienen buen aspecto, hazlo solo si sales de noche, pues a veces el maquillaje de cejas resulta muy recargado para lucirlo de día.

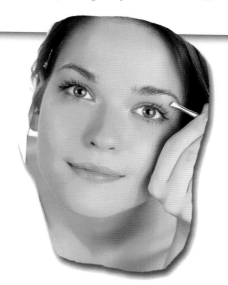

**PASO 9**

## MÁSCARA DE PESTAÑAS

Elige una máscara de pestañas marrón para dar un aspecto más natural a tu mirada. Pero solo aplícatela en las pestañas superiores, en zigzag y desde la raíz a la punta. Si quieres, puedes repasar la punta con máscara en negro para hacerla más visible.

[pestañas inferiores: discreción y prudencia]

No utilices máscara en las pestañas inferiores si tus ojos son redondos, descendentes u horizontales. Tampoco si tienes ojeras o si tus pestañas están muy pobladas, porque se puede crear una sombra que entristezca tu mirada. Si decides maquillártelas, fíjate en que estén compensadas con las pestañas superiores, que deben ser mucho más visibles.

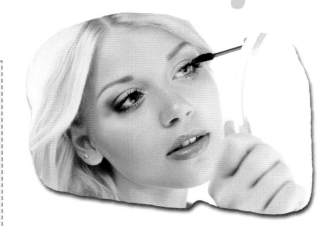

**PASO 10**

**LABIOS**

Utiliza un producto labial muy transparente y ligeramente rosado.
Para que parezcan muy naturales, no te los perfiles.

## [viste tus labios]

Aunque pretendemos que el maquillaje sea muy natural,
nunca debes dejar tus labios desnudos. Si lo haces, pueden
agrietarse muy fácilmente y, además, parecerá que no
has tenido tiempo para terminar de maquillarte. Te aconsejamos
utilizar brillo, que queda fenomenal. Si lo que buscas es
un aspecto mate, utiliza protectores labiales sin brillo.

# Recuerda

1. No te excedas con el maquillaje. No te conviene parecer mayor de lo que eres. Solo se es adolescente una vez y hay que aprovechar el momento. Presume de piel joven y sin imperfecciones.

2. Utiliza una hidratante con color para aportar a tu rostro un aspecto muy natural.

3. Puedes utilizar un colorete en crema para dar rubor a tus mejillas, un toque de sombra a tus ojos y algo de color a tus labios. ¡Estarás radiante!

4. Traza una línea sobre el borde de las pestañas superiores y difumínala. Como toque final, añade una máscara discreta a tus pestañas. Tus ojos estarán espectaculares.

5. Mantén siempre tus cejas a punto: tienen que estar bien limpias y peinadas. Son una parte fundamental de tu rostro, pues aportan expresión a tu mirada.

6. Cuida con especial atención tus labios. No los dejes nunca desnudos porque se pueden agrietar fácilmente y el resultado de tu maquillaje tendrá un aspecto inacabado.

# EL MAQUILLAJE EN LA JUVENTUD

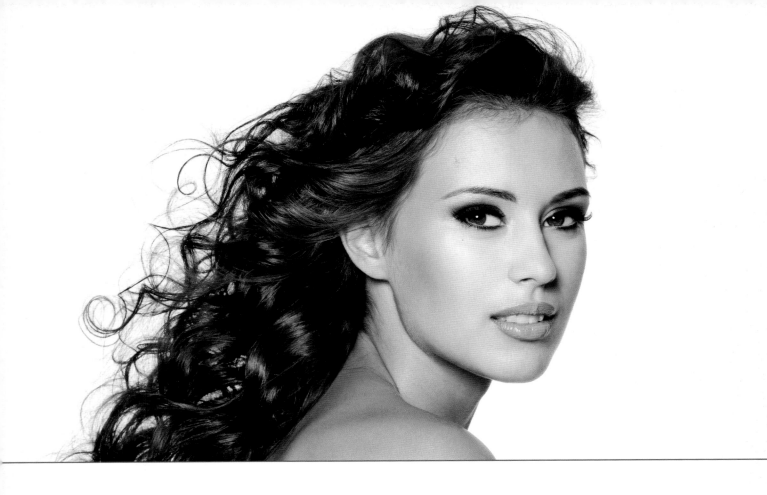

> EN LA JUVENTUD VUESTRA PERSONALIDAD SE VA AFIRMADO. LA MODA OS IMPORTA MUCHO, BIEN PORQUE QUERÉIS SEGUIR LAS TENDENCIAS O PORQUE PERTENECÉIS A UN GRUPO SOCIAL DETERMINADO. EL MAQUILLAJE TIENE MUCHO QUE VER EN ESTE SENTIDO: ES UNA FORMA MÁS DE IDENTIFICAROS CON VUESTRO ENTORNO. DURANTE EL DÍA, OS CONVIENE ELEGIR PRODUCTOS CON POCA GRASA *(OIL-FREE)* Y QUE PRESENTEN UN ASPECTO FINAL MATE. LAS PIELES JÓVENES SUELEN TENER UNA MAYOR SECRECIÓN GRASA, ASÍ QUE LO MEJOR ES QUE ELIJÁIS TEXTURAS FLUIDAS Y POCO CUBRIENTES. UNA CREMA HIDRATANTE CON COLOR O INCLUSO LOS POLVOS SUELTOS SON SUFICIENTES.

CON esta edad, el maquillaje de noche permite que seáis muy atrevidas.
Os favorece casi todo, pero tened cuidado para que el resultado final
no quede recargado. Por ejemplo, si elegís unos ojos maquillados en tonos vivos,
compensadlos con un brillo en los labios y unas mejillas discretas. Y, al revés,
si marcáis mucho el color de vuestros labios, maquillaos los ojos con discreción,
sin sombras con tonos muy llamativos o rayas demasiado definidas.

A pesar de vuestra edad, quizás tengáis que ocultar ojeras,
bolsas o algún granito. Es ideal el uso de correctores e iluminadores fluidos
para camuflar estos problemas con una apariencia natural.

# PASOS PARA MAQUILLARTE

## PASO 1

### CORRECTOR

Si tienes rojeces, camúflalas con un corrector fluido de color verde. Tiene una textura muy ligera y transparente para no recargar el resultado final. Aplícalo con una esponjilla de látex, de manera localizada sobre las zonas enrojecidas.

## [toques con tiento]

Cuando necesites corregir un cambio de tono en la piel del rostro, localizado en una determinada zona, conviene que utilices correctores de tono sin mezclar con la base. Deposítalos solo en la zona afectada (las mejillas, en el caso de que tengas rojeces). Después, aplícate la base mediante un pequeño golpeteo y sin deslizar la esponjilla para no desplazar el corrector.

2

### FONDO DE MAQUILLAJE

Para el fondo de maquillaje elige una base de textura fluida de color similar al de tu piel. Aplica la base sobre tu piel para decidir el tono más adecuado. El producto debe ser algo cubriente para camuflar las posibles correcciones de tono sobre granitos, ojeras, etc.

Si tu piel es grasa, aplica el fondo de maquillaje con una esponja humedecida en tónico facial en vez de agua. Así facilitarás su extensión y el maquillaje quedará más transparente. Además, retrasarás la secreción grasa, e incrementarás la durabilidad del maquillaje.

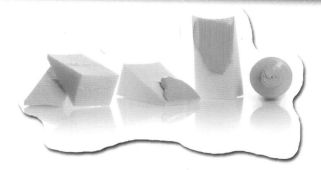

[poquito a poco] La cantidad de producto que pones en la esponjilla varía en función de la zona que vayas a maquillar. En la raíz del pelo o alrededor de los ojos tendrás que tener un especial cuidado: utiliza muy poco producto y extendiéndolo muy bien. Ten en cuenta que siempre es mucho más difícil retirar un exceso de producto. Te recomendamos que utilices poca cantidad y que añadas más producto si fuera necesario.

## PASO 3

3

### OJERAS

Si tus ojeras son oscuras y están muy marcadas, elige dos tonos de corrector de textura compacta, uno y dos puntos más claros que tu piel. Alrededor del lagrimal aplica el color más claro, y tanto en el inicio del párpado como en la ojera sitúa el más oscuro.

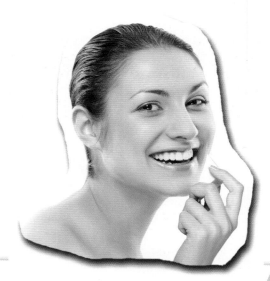

## PASO 4

4

### SURCO DE LA NARIZ

Presta especial atención a tu nariz. Si tienes dermatitis o la piel muy sensible, el surco de la nariz se presentará enrojecido o con imperfecciones. Repasa la zona que rodea tu nariz para borrar las posibles marcas.

## PASO 5

### FIJACIÓN DEL MAQUILLAJE

Para matizar y fijar el maquillaje aplícate,
con ayuda de una brocha, un polvo suelto.
Es muy importante que descargues la brocha
de producto para depositar solo la cantidad
necesaria. En la zona de las ojeras y el párpado
móvil emplea una borla y hazlo con precaución.
Así evitarás que se desplacen los correctores.

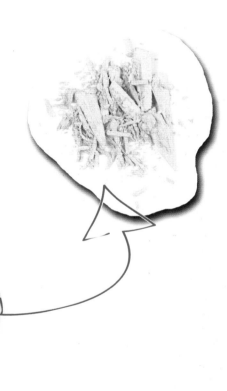

## [cuidado con las marcas]

Cuando te hayas aplicado y matizado la base, recuerda que no debes apoyar la mano con la que te maquilles sobre el rostro. Para evitar estropear tu maquillaje y conseguir un buen pulso, utiliza una borla de terciopelo. Si quieres hacerlo como las auténticas profesionales, cuélgala en tu dedo meñique para apoyarte en ella y ya verás qué buen tino tienes.

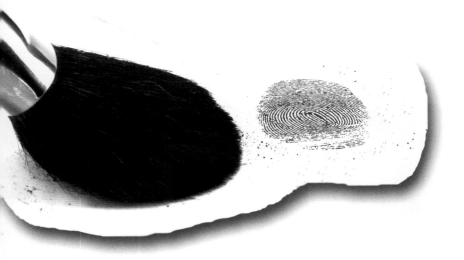

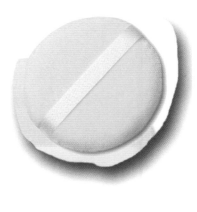

6

**PASO 6**

### ELECCIÓN DE COLORES

Es fundamental que selecciones bien el color de los cosméticos para que te favorezcan y aporten un aspecto natural. Conviene que hagas algunas pruebas de color: acércate a la cara la paleta de colores de otros productos para observar el efecto que causan las distintas tonalidades sobre el conjunto. Si te fijas bien en el tono de tu piel, pelo y ojos, podrás elegir los colores que mejor te van. No olvides que el color y su intensidad dependen del momento y el tipo de ocasión en el que vas a lucirte.

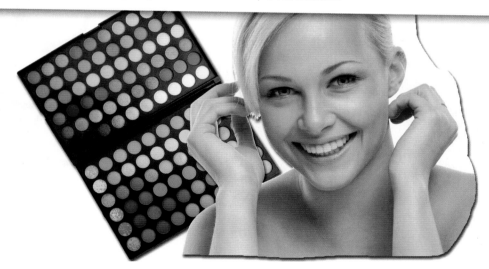

## PASO 7

### APLICACIÓN DE SOMBRAS

Marca una forma de media «banana» sobre la cuenca del ojo y termina aproximadamente en el centro de tu pupila. Crea un punto de luz aplicando un tono claro justo debajo del arco de las cejas para crear relieve y elevarlas si las tienes con forma descendentes u horizontal.

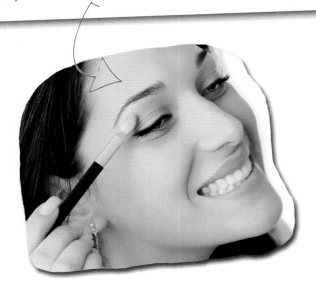

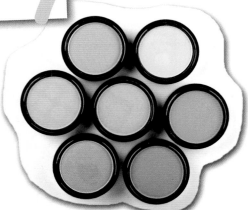

# PASO 8

### DELINEADO

Con un tono castaño oscuro traza una línea justo en el borde de las pestañas superiores y en el extremo externo de las inferiores. Fulminarás con la mirada.

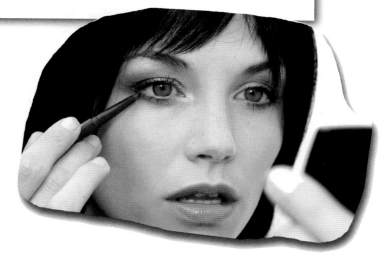

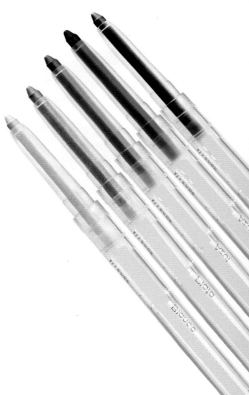

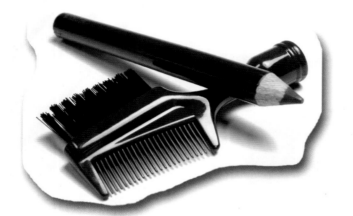

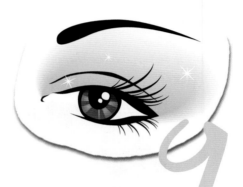

PASO 9

## MAQUILLAJE DE CEJAS

Para dar forma a las cejas, utiliza un tono similar al color de tu pelo. Pon mucha atención para no recargarlas de maquillaje.

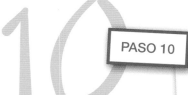

**PASO 10**

### COLORETE

Para el colorete escoge el tono que más te favorezca. Una buena idea es mezclar dos tonos: uno que se funda con tu piel y otro, más llamativo, que destaque tus ojos.

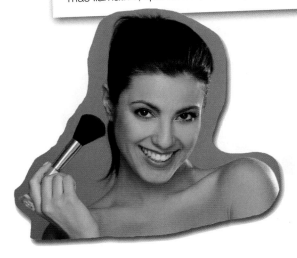

[sonríe, por favor]

Para conseguir un aspecto de rubor natural, existe un truco: sonríe y sitúa el color sobre la zona que queda más elevada, es la que se ruboriza de manera natural tras la exposición al sol o con algo de ejercicio. Así conseguirás que el colorete te proporcione un aspecto juvenil y saludable.

## PASO 11

### LIMPIAR Y DAR FORMA A LAS CEJAS

Cepíllate las cejas en dirección contraria al nacimiento del pelo para limpiarlas y eliminar el exceso de polvo. Después, péinatelas para darles de nuevo forma, y no te olvides de utilizar un producto fijador adecuado para mantenerlas firmes y darles un toque de brillo.

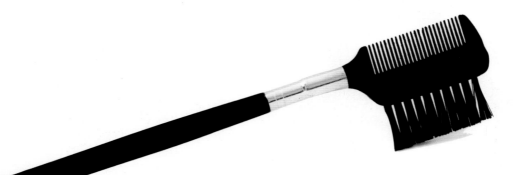

12

**PASO 12**

### APLICACIÓN DE LA MÁSCARA

Peina las pestañas desde la raíz con un movimiento de zigzag.
Así el pincel entrará bien entre los pelos y los cubrirá
hasta la punta de la pestaña.
Si hubiera quedado algún grumo, utiliza un peine específico
de púas metálicas para limpiar y separar las pestañas.
Te quedarán impecables.
Recuerda que solo tienes que maquillar la raíz de las pestañas
inferiores para dar fuerza a la mirada sin que el ojo adquiera
un aspecto descendente.

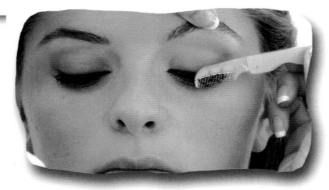

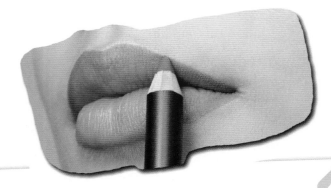

## PERFILADO

Cuando te perfiles los labios intenta hacerlos simétricos: disminuye sutilmente aquel que resulte exageradamente más grande, y al revés, perfila el más delgado por su línea externa para que parezca que tiene mayor tamaño. Si tu labio inferior es demasiado grande, un truco muy eficaz es disimular su forma en la parte de las comisuras: perfílalo por dentro de su línea natural para corregir su apariencia.

13

**14**

**PASO 14**

## LABIOS PERFECTOS

Difumina el perfilado hacia el interior del labio y aplícate después el producto labial que hayas elegido. Recuerda que a tu edad sientan fenomenal los brillos tipo *gloss*. Si escoges este producto, no lo extiendas hasta el borde de los labios para evitar un efecto untuoso.

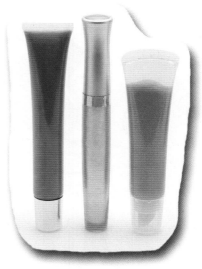

**[con pincel]** Debes aplicarte los productos labiales con ayuda de un pincel y nunca directamente desde el envase. Esto no se hace solo por higiene, sino también porque así el producto se extiende mejor y no se acumula en las arruguillas o pieles que pueda presentar la superficie de los labios.

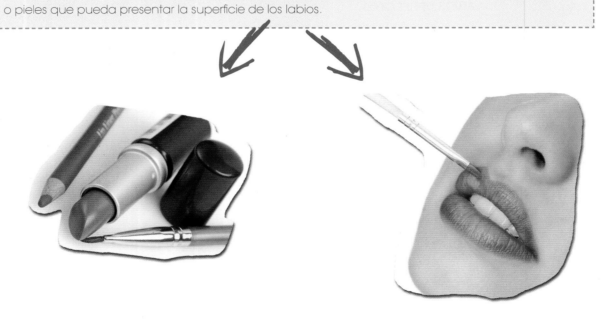

# Recuerda

1. A esta edad, te atreves con todo, pero no acertarás con cualquier cosa. Prueba con un maquillaje muy natural acorde con tu edad. Serás el centro de atención vayas donde vayas si no lo recargas con exceso.
2. Para disimular las imperfecciones de tu piel utiliza correctores e iluminadores fluidos. Tu aspecto será muy natural.
3. Crea un punto de luz debajo de la ceja para fulminar con la mirada.
4. Un toque de rubor te proporcionará un aspecto muy natural. Sonríe y aplica el color. ¡Estarás irresistible!
5. Utiliza una máscara de pestañas y evita los grumos separándolas bien con un cepillo especial de pestañas.
6. Para conseguir unos labios perfectos, no olvides perfilártelos. El *gloss* te sienta fenomenal.

# EL MAQUILLAJE EN LA EDAD ADULTA

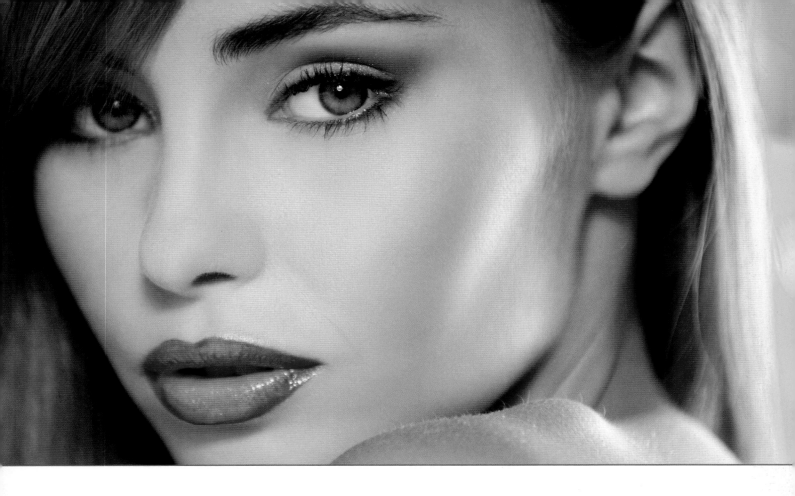

> EN LA EDAD ADULTA, EL CANSANCIO Y EL ESTRÉS SON LOS FACTORES QUE MÁS AFECTAN
A LA PIEL. DEBÉIS APORTAR UN EXTRA DE LUMINOSIDAD Y EMPEZAR A DISIMULAR LAS ARRUGAS
DE EXPRESIÓN QUE COMIENZAN A MARCARSE. A MUCHAS OS INTERESA LA MODA, PERO NO DEBÉIS
CAER EN EXCESOS QUE NO VAYAN CON VUESTRA PERSONALIDAD, EDAD NI ROSTRO.
TENDRÉIS QUE EMPLEAR FÓRMULAS QUE UNIFIQUEN EL COLOR DEL ROSTRO Y LE APORTEN
LA LUMINOSIDAD QUE VA PERDIENDO. ASÍ CONSEGUIRÉIS DARLE UN ASPECTO MÁS JUVENIL Y FRESCO.
LA BASE DE MAQUILLAJE DEBE SER MUY HIDRATANTE PARA SUAVIZAR LAS LÍNEAS DE EXPRESIÓN.

El maquillaje de noche durante la edad adulta puede seguir siendo sofisticado, pero es importante que no endurezca los rasgos.

Para el colorete, os proponemos que utilicéis dos colores: uno más oscuro bajo el pómulo y otro sobre él. Así resaltaréis los volúmenes y daréis forma a vuestras mejillas. Las gamas que aportan frescura restan años y son muy adecuadas.

Podéis emplear sombras nacaradas, mates, de colores o neutras. Tan solo tendréis que cuidar que no marquen las arrugas, que simulen la ascendencia de los ojos y no exageren las facciones.

En el empleo de productos labiales buscad los más cremosos de efecto satinado. Los brillos pueden desplazarse a las arruguillas del contorno labial. Por eso es importante que nunca os olvidéis de perfilarlos.

# PASOS PARA MAQUILLARTE

**PASO 1**

**1**

## MAQUILLAJE

Utiliza esponjas de látex humedecidas para aplicarte el fondo. Así extenderás uniformemente el producto y lograrás un acabado natural y nada recargado. Conviene que el tono sea un punto más claro que el de tu piel para conseguir un efecto rejuvenecedor.

Aplica el fondo de maquillaje desde el centro hacia los laterales. Con pequeños toques deposita el producto y extiéndelo minuciosamente y sin arrastrarlo por todo el rostro. Puedes emplear un poco más de maquillaje en la zona central e irlo desplazando a medida que lo trabajas.

**[¡no te cortes!]**

Cuando extiendas el maquillaje, ten mucho cuidado y no te olvides de repasar las patillas, incluso las orejas y la zona que hay justo detrás de estas. Revisa también el borde de la mandíbula, el cuello y el nacimiento del pelo para que no se aprecie la línea de corte ni haya restos de maquillaje.

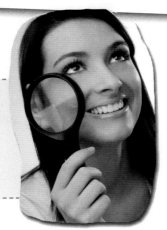

**[esponjas húmedas]**

Para humedecer una esponja de látex correctamente sumérgela en agua y presiónala varias veces hasta que desaparezcan las burbujas. Así estará completamente empapada. Después, escúrrela primero con las manos y luego utiliza pañuelos de papel hasta eliminar los rastros de humedad.

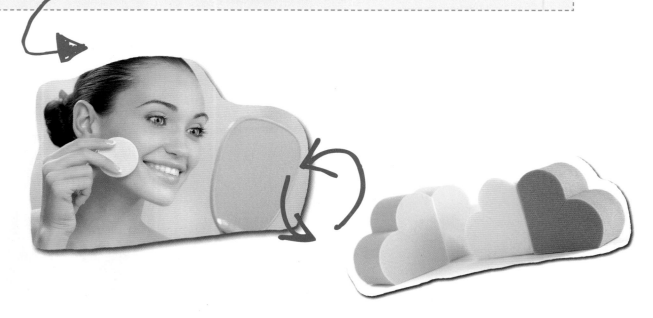

## 2 PASO 2

### FONDO

Juega con los tonos del fondo según sea tu piel. En las zonas del rostro más oscuras y cetrinas emplea un tono más claro de fondo. Puedes añadirle unas gotas de corrector fluido violeta para compensar el tono y aportar luminosidad.

## PASO 3 · 3

### OJERAS

El corrector tiene que ser unos tonos más claro que tu piel.
Si este producto contiene un toque de amarillo, matizarás con éxito el violáceo de la ojera y, además, tus ojos ganarán en luminosidad.

---

**[salir de la oscuridad]**

No emplees el corrector de ojeras solo en la zona inferior del ojo. La esquina interna y el comienzo del párpado suelen ser incluso más oscuros que la propia ojera.
Si no corriges estas zonas, su oscuridad se intensificará cuando te apliques la sombra de ojos.

**4**

### ROJECES

Los correctores con un tono amarillo-verdoso también ayudan a disimular los granitos y las imperfecciones de la piel que tienen fondo rojizo. Son básicos en tu neceser.

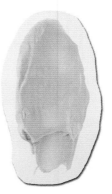

**5**

PASO 5

### SUAVIZAR LAS MARCAS

Si quieres dar mayor relieve a algunas zonas, como el surco que parte de la nariz y se crea alrededor de la boca, aplica un corrector más claro. Utiliza poca cantidad y fúndelo bien para que no se note.

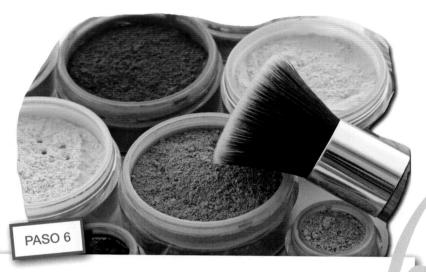

PASO 6

**BRONCEADO**

Tras repasar y matizar el acabado con polvos translúcidos, aplica un polvo mineral bronceador para que tu piel consiga un aspecto saludable. También puedes marcar algunas zonas con un tono con reflejos dorados para darles más luz.

6

**7**

## PÓMULOS Y MANDÍBULA

Si quieres marcar de forma sutil tus pómulos, utiliza correctores oscuros, ideales también para suavizar una mandíbula muy prominente.

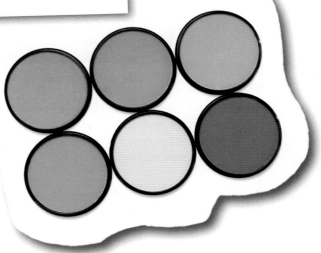

118

**PASO 8**

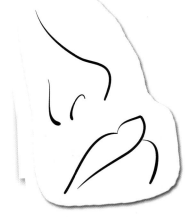

### NARIZ

La nariz es otro de los rasgos que caracterizan tu rostro. La técnica del claroscuro puede simular varios efectos para mejorar el aspecto de tu nariz. Un corrector de color oscuro aplicado en la punta de una nariz larga te servirá para dar la sensación de que la nariz se acorta; si lo aplicas en los laterales, la nariz parecerá más fina.

Si, por el contrario, aplicas un color claro a una nariz demasiado corta, el efecto será de alargamiento.

## PASO 9

### PÁRPADOS

Las sombras ayudan a potenciar la zona de tus ojos, pero en esto también influyen la máscara de pestañas, el delineado e incluso la forma de tus cejas. Tendrás que conseguir un conjunto armonioso para lograr una mirada con encanto. El tono protagonista dependerá de cómo sea tu ojo: en oscuro, disimulas unos ojos globulosos y, en claro, aportas relieve a los hundidos.

### [miradas con mucha luz]

Comienza a maquillarte los ojos con un tono claro con brillo. Aplícalo por todo el párpado y extiéndelo ligeramente hacia la sien para ganar luminosidad.

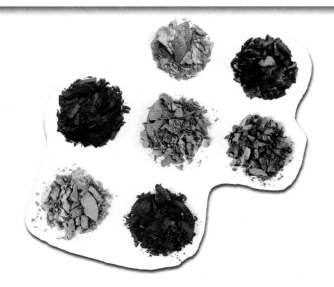

10

**PASO 10**

### DELINEADO

Finaliza el maquillaje de los ojos con una línea de delineador. Tienes que perfilar tu ojo con un lápiz desde la mitad hacia el exterior.

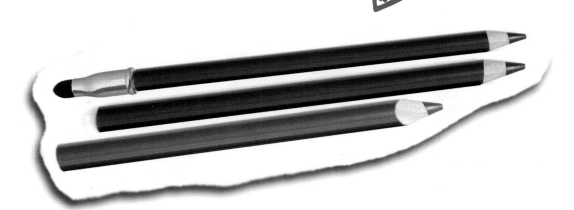

**[siempre en orden]**

Si empleas un lápiz para delinear tus ojos, aplícatelo antes de dar sombra al párpado. Si el delineador es líquido, tienes que marcarlo después.
Ponte la máscara de pestañas después de la sombra y del delineador.

**[efectos del delineado]**

Si tus ojos tienen forma descendente, empieza a dar más anchura a la línea en el punto donde el párpado empieza a caer y crea una línea ascendente sin desviarte demasiado de la forma natural del ojo. Al menos, tus ojos parecerán más horizontales. Para potenciar el efecto de elevación, aplica sombras hacia arriba en el extremo exterior del ojo.

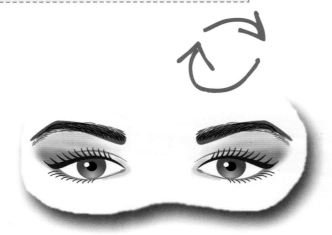

## PASO 11

### CEJAS

Después de haber maquillado tus pestañas, céntrate ahora en las cejas.
Recuerda que tendrás que limpiarlas y peinarlas para después maquillarlas
con sombra. Es clave que respetes su forma natural y que no te excedas
con la aplicación de color si no quieres conseguir un resultado
muy artificial.

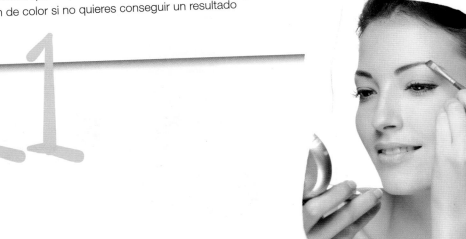

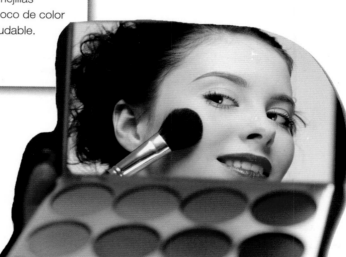

**PASO 12**

### UN TOQUE DE RUBOR

Un toque de rubor ligeramente sonrosado sobre las mejillas te proporcionará un poco de color y un aspecto muy saludable.

12

## [brillos y luces]

Los brillos también se pueden emplear en maquillajes de tarde
o de día, pero en productos concretos, aplicados con mesura
y en zonas pequeñas del rostro. Son más adecuados los acabados
satinados, y es preferible evitar los *glitter*, que presentan
partículas brillantes de tamaño visible.
Crea un toque de luz sobre unas mejillas bronceadas
con un colorete ligeramente irisado, un punto iluminado bajo la ceja,
o una sombra de ojos con algo de brillo para resaltar una zona determinada.

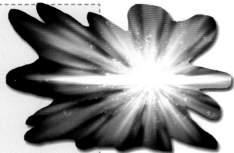

### PASO 13

**LABIOS**

Si no encuentras el tono exacto que deseas para tus labios, una solución muy eficaz es mezclar
dos tonos para crear un color original con el que te identifiques. Aplica el producto con pincel
y no te olvides de que antes tendrás que perfilar los labios para definir sus bordes y disimular
las asimetrías.

**[mezclas perfectas]** Si quieres neutralizar un color muy oscuro o rojizo de perfilador o labial, utiliza dos tonos. Empieza con el más oscuro y difumínalo después con un color más neutro y apagado.

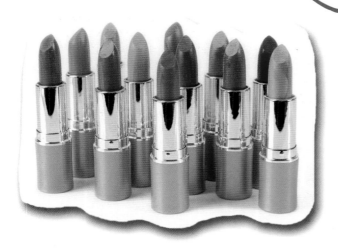

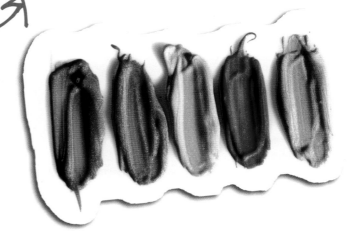

# Recuerda

1. Para disimular las primeras arrugas, utiliza un fondo de maquillaje muy hidratante que no acentúe las líneas de expresión.

2. El color de la base correctora te permite disimular una piel cetrina, camuflar las rojeces y esconder las ojeras ocasionadas por el estrés y el ajetreo diario.

3. Disimula las primeras marcas de la edad con productos correctores en tono claro. Son ideales, por ejemplo, para extender sobre el arco que se forma alrededor de la boca. Disimularás el hundimiento que provoca el surco sobre la piel.

4. Aplica un ligero rubor a tus mejillas en un tono rosado muy natural para ganar en frescura y juventud. Recuerda que los tonos demasiado oscuros endurecen más las facciones y crean un efecto envejecido.

5. Sé precisa en los trazos y haz que tu maquillaje se perciba sin estridencias. Es importante que seas fiel a tu estilo y tu personalidad.

6. Sigue estos pequeños trucos y el tiempo te dará un respiro. La edad no es un impedimento para estar siempre guapa.

# CÓMO

# TRANSFORMAR

# TU MAQUILLAJE

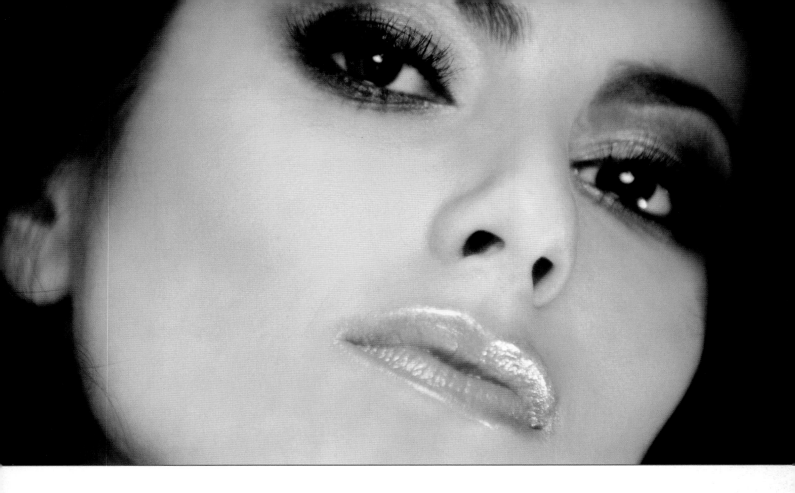

> SEGURO QUE PASAS LA MAYOR PARTE DEL DÍA CORRIENDO DE ACÁ PARA ALLÁ, SIN APENAS
TIEMPO PARA RETOCAR TU MAQUILLAJE. AL FINAL DE LA JORNADA, ES PROBABLE QUE TU ROSTRO
NO LUZCA TAN RADIANTE COMO EN LAS PRIMERAS HORAS DEL DÍA Y, MÁS AÚN, PUEDE
QUE SU APARIENCIA NO SEA LA MÁS ADECUADA PARA ASISTIR A UNA CITA POR LA NOCHE.
¿CÓMO TRANSFORMAR RÁPIDAMENTE UN MAQUILLAJE DE DÍA PARA QUE ENTONE A LA
PERFECCIÓN EN UNA FIESTA O REUNIÓN CON AMIGOS CUANDO EL SOL YA SE HA PUESTO?

AL final de la jornada, después de salir del trabajo o de terminar con tus tareas diarias, tienes una cita. Pero como no te sobra el tiempo, no puedes pasar por casa para darte una ducha y volver a maquillarte. Afortunadamente todo tiene arreglo. Tan solo tendrás que ser práctica y muy hábil con la brocha. Necesitarás unos toques mágicos para convertir el maquillaje que has llevado durante el día en uno más intenso y sofisticado, perfecto para arrasar en la noche del viernes. Si logras dominar la técnica del retoque, podrás estar impecable en muy pocos minutos. Y lo mejor, el resultado permanecerá intacto toda la noche.

# TRANSFORMACIÓN PASO A PASO

**PASO 1**

### COBERTURA Y FONDO

Antes de retocar el fondo de maquillaje, repasa las zonas que hayan perdido corrector y estén oscurecidas.

Después retoca el fondo de maquillaje con polvo compacto o suelto en función de la cobertura que necesites. Es fundamental que el fondo esté impecable para que el resultado final sea óptimo.

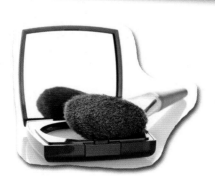

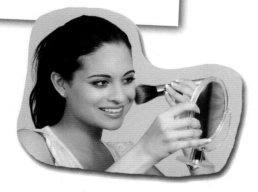

[maquillaje con sentido]

El maquillaje debe respetar tus rasgos, pero también ha de tener en cuenta tu personalidad, estilo de vida, profesión, entorno social, etc. Un maquillaje que no se adapte a ti te hará sentir como si llevaras una careta. Por eso, antes de empezar el proceso, tienes que tener claras tus necesidades y expectativas.

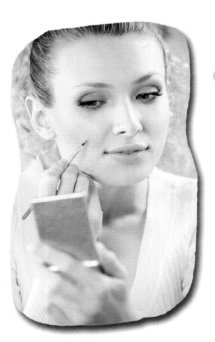

2

## CORRECCIONES

Camufla los cambios de tono de tu piel con correctores más cubrientes y con más cantidad de producto. La luz de la noche permite estas pequeñas licencias, así que adapta el maquillaje a las necesidades de tu rostro. Podrás emplear sin miedo los correctores de tonos oscuros que tanto se aprecian durante el día; por ejemplo, debajo de los pómulos, para definirlos y dar más angulosidad al rostro.

Los correctores claros te servirán para que de una pasada ilumines ciertos rasgos para darles mayor relieve y protagonismo.

**PASO 3**

### SOMBRA DE OJOS

Marca un punto de luz bajo el arco de la ceja con un tono claro brillante de pigmentos sueltos aplicados con pincel de espuma. Funde el punto de luz con otro tono, más oscuro y mate, que tendrás que repartir por todo el párpado a modo de base. Para intensificar el maquillaje, puedes repasar las sombras utilizando tonos tornasolados con bastante brillo en la zona de la «banana». Atrévete a mezclar colores impactantes y define un poco más la línea del párpado inferior.

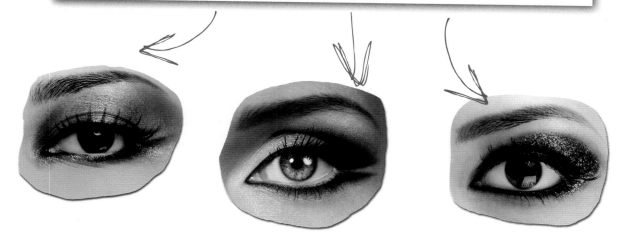

## [retoques sin restos]

Si modificas las sombras cuando retoques el maquillaje, es muy posible que caiga algo de polvo en la zona superior de las pestañas. Si no lo eliminas bien, puede que el maquillaje tenga una apariencia sucia, poco cuidada y sin terminar.

Recuerda que las pestañas se limpian con un pincel de abanico preferiblemente. Si no se pueden retirar todos los restos, utiliza un pincel para maquillar la base de las pestañas.

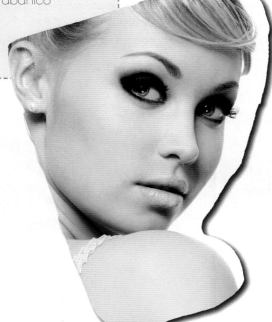

**PASO 4**

### DELINEADO

Con una sombra muy oscura traza una línea sobre el borde de las pestañas. Un pincel biselado te ayudará a definir mejor el delineado que luego difuminarás para elevarlo en los extremos y, así, levantar el ojo.

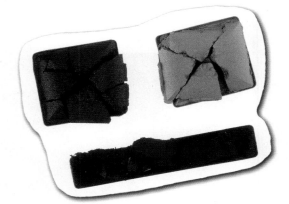

## COLORETE

Destaca el colorete muy sutilmente con un tono medio unos dos tonos más oscuros que tu piel en la zona baja del pómulo. Con esto consigues hundir ligeramente esa zona y destacar el pómulo. Busca un tono cálido para darle más expresividad. Ten precaución con la cantidad de polvo que utilices porque puede cuartearse y marcar las arruguillas.

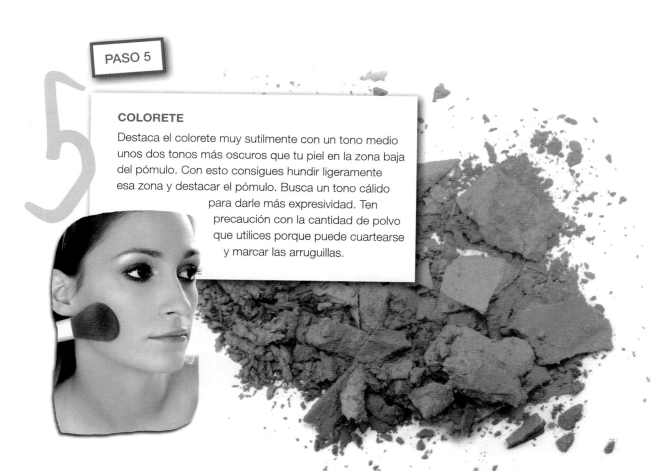

**PASO 6**

### RUBOR

Utiliza otro tono encima del pómulo y bajo la sien. Así dotarás de color
la zona intermedia entre los ojos y la boca, pero sin exagerar. No queda
nada bien si está muy recargado. Recuerda que un ligero rubor proporciona
un aspecto juvenil y saludable.

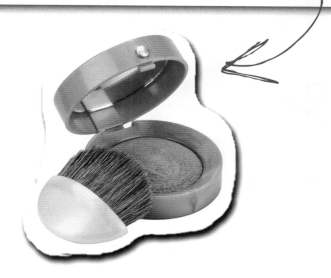

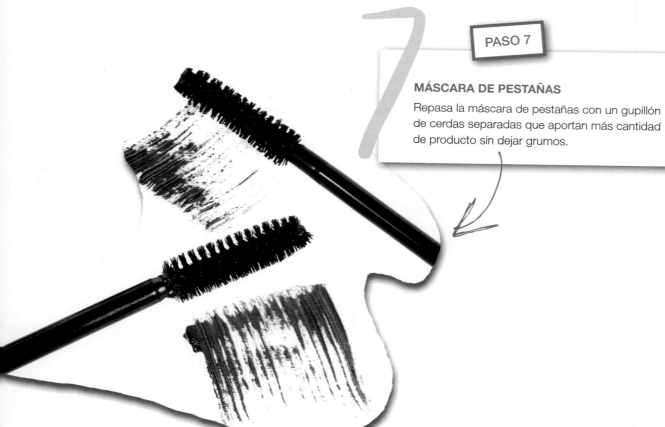

**7**

PASO 7

### MÁSCARA DE PESTAÑAS

Repasa la máscara de pestañas con un gupillón de cerdas separadas que aportan más cantidad de producto sin dejar grumos.

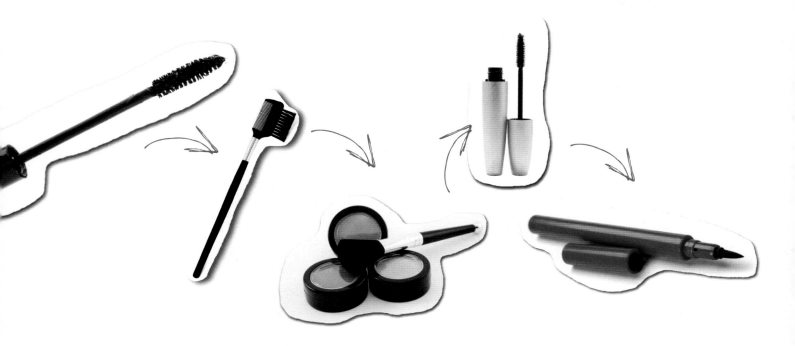

## [limpias y perfectas]

Retoca el maquillaje de las pestañas después de haberte aplicado el colorete. Así evitas que sobre él se depositen motas. Si deseas unas pestañas más recargadas, aplica una primera capa y después péinalas para eliminar los posibles grumos y separar las pestañas. A continuación, aplica el colorete y después ponte la segunda capa de máscara. Para limpiar las pestañas superiores que se han manchado de polvo tras la aplicación de las sombras, utiliza un delineador de ojos del mismo color de la máscara que vas a utilizar después.

## [¿te atreves con las postizas?]

Si la ocasión lo requiere y te atreves con ellas, elige unas pestañas postizas que rematen tu mirada. Si deseas conseguir un aspecto realista, lo ideal es que te decantes por unas pestañas enteras, pero poco tupidas. Comprueba que su medida se ajuste al tamaño de tus ojos para cortarlas si fueran demasiado largas. Después, aplica el pegamento sobre el borde de las pestañas postizas y espera unos segundos hasta que se empiece a secar. Con los ojos cerrados y la cabeza ligeramente inclinada, pega las pestañas partiendo de la parte interna hacia la externa. Ten cuidado de que no se separen los extremos. Una vez adheridas las dos pestañas postizas, dibuja una línea con un delineador para dar aún más fuerza a los ojos. Tendrás que seleccionar las pestañas postizas en función del maquillaje que vas a lucir, tus propias características y tu estilo, el tamaño de tus ojos, el trayecto del párpado, etc. Las pestañas demasiado grandes o tupidas aportan teatralidad, por eso su uso es más adecuado para la fotografía, la fantasía y el teatro. ¡Resérvalas para celebrar el Carnaval!

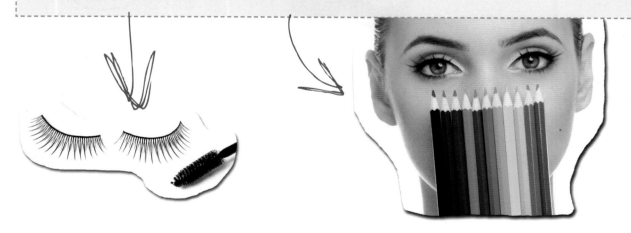

8

**PASO 8**

### LABIOS

Maquilla de nuevo tus labios con otro tono.
No te olvides de perfilarlos primero
para conseguir una mayor duración
y que el color luzca con más fuerza.

**[con tino]** Tienes que realizar el
perfilado de los labios
con pequeños trazos.
Si lo haces con un
solo trazo, no podrás controlar todo el
rato la presión aplicada; no tendrás
tanta precisión porque el labio puede
desplazarse durante su ejecución.

**[[fijación y duración]** Para conseguir que el color de tus labios
quede bien fijado y sea duradero, aplica
sucesivas capas de producto, pero
descarga siempre el exceso. Primero crea
una base rellenando los labios con el perfilador; sobre este,
extiende una capa de barra de labios aplicada con pincel;
presiona los labios sobre un pañuelo de papel para secar
el exceso; y, por último, aplica una segunda capa de barra
de labios, también con el pincel.

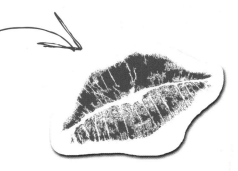

## 9

### CEJAS

Antes de dar por finalizado el último repaso al maquillaje, limpia, peina y fija tus cejas.
Si quieres, puedes aplicar un leve toque de sombra para intensificar su línea.

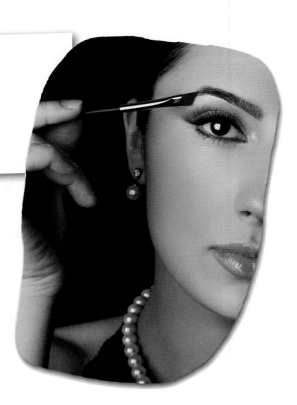

# Recuerda

1. Para transformar un maquillaje de tarde en uno de noche solo necesitas llevar a cabo unos pequeños retoques para estar lista.

2. El fondo de maquillaje siempre ha de estar perfecto para que el resultado sea excelente.

3. Intensifica los tonos. La luz de la noche te permite ser más atrevida con los colores, pero sin excederte para no recargar el maquillaje.

4. Armoniza las zonas principales de tu rostro: labios, pómulos y ojos.

5. No te olvides de cuidar tus cejas, marco esencial de tu mirada.

6. Disfruta de una noche perfecta con un atractivo ideal para la ocasión. Si la cita lo permite y te atreves, ponte pestañas postizas. Su efecto potenciará tu atractivo.